Meysam Ebrahimi
Nahid Kabiri
Omid Farahani

Nanotecnologia: Ciência desenvolvida na medicina

AF534955

Meysam Ebrahimi
Nahid Kabiri
Omid Farahani

Nanotecnologia: Ciência desenvolvida na medicina

Características e avaliação das nanotecnologias

ScienciaScripts

Imprint

Any brand names and product names mentioned in this book are subject to trademark, brand or patent protection and are trademarks or registered trademarks of their respective holders. The use of brand names, product names, common names, trade names, product descriptions etc. even without a particular marking in this work is in no way to be construed to mean that such names may be regarded as unrestricted in respect of trademark and brand protection legislation and could thus be used by anyone.

Cover image: www.ingimage.com

This book is a translation from the original published under ISBN 978-620-2-02648-2.

Publisher:
Sciencia Scripts
is a trademark of
Dodo Books Indian Ocean Ltd. and OmniScriptum S.R.L publishing group

120 High Road, East Finchley, London, N2 9ED, United Kingdom
Str. Armeneasca 28/1, office 1, Chisinau MD-2012, Republic of Moldova, Europe
Printed at: see last page
ISBN: 978-620-7-91585-9

Copyright © Meysam Ebrahimi, Nahid Kabiri, Omid Farahani
Copyright © 2024 Dodo Books Indian Ocean Ltd. and OmniScriptum S.R.L publishing group

Todos nós acreditamos no destino do que vamos ser com o nosso destino e carácter. Mas sabemos que a culpa é da paralisia de uma mãe se os seus dois mundos não forem heróis. Talvez o futuro o julgue.

Este livro é dedicado àqueles que acreditam na ciência.

Sr. Meysam Ebrahimi

Índice

Capítulo 1 - O que é a nanotecnologia?

O que é a nanotecnologia?

Nanotecnologia é um termo geral que se refere a todas as aplicações avançadas de nanotecnologia.

Normalmente, a escala nano é de cerca de 1 nanómetro a 100 nm (1 nm é a bilionésima parte de um metro). A primeira centelha da nanotecnologia (embora ainda não fosse conhecida nessa altura) foi lançada em 1959. Este ano, Richard Feynman, numa palestra intitulada "Há muito espaço a um nível baixo"

A ideia subjacente à nanotecnologia. Sugeriu que, num futuro próximo, poderemos manipular diretamente moléculas e átomos.

O termo nanotecnologia foi referido pela primeira vez pelo professor da Universidade Norueguesa de Ciências da Universidade de Tóquio em 1974. Este professor utilizou este termo para descrever a construção de materiais (dispositivos) precisos com uma tolerância dimensional de nm. Em 1986, o termo foi recriado e redefinido por Keric Drexler num livro intitulado: "Creation engine: The beginning of the nanotechnology". Estudou o termo de forma mais aprofundada na sua dissertação de doutoramento e, mais tarde, desenvolveu-o num livro intitulado "Nanosystems for molecular machines, how to make and calculate them"

O objetivo da nanotecnologia é produzir moléculas ou formar átomos em átomos e moléculas em moléculas de materiais e máquinas através de um braço robótico programado à escala nanométrica (um bilionésimo de nanómetro, equivalente a 3 a 4 átomos).

Os computadores produzem informação quase sem custos. Estão a ser tomadas medidas para fabricar dispositivos quase sem custos - como os bits de um computador - para juntar átomos. Isto permite a criação automática de produtos sem a mão de obra tradicional, como é o caso da cópia nas máquinas Xerox. A indústria eletrónica está a ser recuperada em menor escala, e o trabalho em dimensões mais pequenas leva à criação de uma ferramenta que pode manipular átomos individuais, como as proteínas das batatas, e simular os átomos do solo, do ar e da água a partir dos seus próprios átomos.

A nanotecnologia é a produção de materiais, dispositivos e sistemas eficientes através do controlo da matéria à escala longitudinal nanométrica e da exploração de novos fenómenos e fenómenos que se desenvolvem à escala nano [1-7].

Tipos de abordagens nanotecnológicas

Consequentemente, a nanociência é profundamente interdisciplinar e terá grandes realizações para a humanidade, abrindo horizontes inteiramente novos para o avanço e a prosperidade das sociedades e para uma luta eficaz contra as doenças e a fome. Chegar à escala nano através de uma abordagem de baixo para cima é uma das opções da nanociência e da tecnologia. Outra abordagem da nanociência é a abordagem de cima para baixo, ou a extração de nanoestruturas do interior de estruturas maiores. Esta abordagem é conhecida como o Programa de Ação de Minas e, juntamente com a primeira abordagem, é uma plataforma essencial para o avanço da vasta ciência global da nanotecnologia.

A ciência da nanotecnologia, juntamente com a engenharia genética molecular baseada no grande programa do genoma humano. E a tecnologia da informação, com os enormes avanços na capacidade de computação dos computadores, sob a forma de supercomputadores, plataformas gráficas computacionais e PCs individuais, está a dar um salto em frente. Os fundamentos da ciência e da tecnologia do século XXI estão a moldar a evolução das sociedades humanas durante pelo menos cinquenta anos [8-21].

A nanotecnologia no futuro próximo

O facto é que a humanidade está à beira da maior transformação da sua história, e esta transformação vai revolucionar tudo em todas as esferas da vida humana. A nanotecnologia colocou o mundo à beira da maior revolução da história. À sombra da revolução nanotecnológica, surgirão sucessivamente novas capacidades na produção e utilização de dispositivos microelectrónicos. Com esta tecnologia, as ferramentas e os materiais são produzidos através de técnicas moleculares semelhantes às que se encontram no corpo humano.

As implicações da nanotecnologia, tendo em conta o facto de esta tecnologia poder atuar na encruzilhada do conhecimento e do conhecimento bioinformático, serão bastante surpreendentes. Os computadores moleculares comunicarão com componentes orgânicos vivos. Nos próximos 25 anos, os seres humanos serão portadores dos seus próprios dispositivos pessoais de informação, de certa forma cobertos, e fornecerão a energia necessária para o efeito a partir da energia cinética do caminhar.

O nosso ambiente de trabalho será em todo o lado virtual e de acordo com as nossas necessidades e gostos, e as pessoas em todo o mundo poderão aceder a uma grande quantidade de informação em qualquer altura e lugar. Quando viajar, o computador do condutor e o carro inteligente estarão ligados a uma rede central com acesso permanente às informações mais recentes necessárias e, antes de chegar a casa, os electrodomésticos e o ambiente doméstico, com planeamento e comunicação de acordo com as nossas necessidades, estarão preparados para si.

No domínio da tecnologia microelectromecânica, encontraremos dispositivos em que os sensores, os transmissores e os receptores são pelo menos iguais, e com esses dispositivos a nossa vida será grandemente transformada. Por exemplo, durante uma doença, os médicos serão informados ao mesmo tempo ou até mais cedo do que nós.

No domínio da biotecnologia, o ser humano e outros organismos vivos podem ser reproduzidos até à seleção do sexo e mesmo de características específicas em recém-nascidos, e é possível tratar muitas doenças neuropsiquiátricas agudas e crónicas com tecnologia de cultura de células [22-34].

Quão pequeno é? Nano

Até agora, ficámos a saber que a ciência da nanotecnologia que estamos a discutir é muito pequena. Mas queremos saber quão pequeno é? Um nano significa 10^{-9} m. Se quisermos captar este tamanho na nossa mente, devemos saber que se juntarmos um milhão de partículas num nanómetro, obtemos apenas um milímetro de comprimento. É exatamente isso que acontece quando falamos de dimensões nanométricas. Referimo-nos a dimensões do tamanho de átomos e moléculas [35].

Nanotecnologia no mundo

Para um país em vias de desenvolvimento, como o nosso, optar também pela estratégia meta-industrial, para além de ser vital e inevitável, que seja também bom que se chame a atenção da sociedade para questões desviantes e falsas, como o antiquado conflito dos adeptos do tradicionalismo e do modernismo com 250 anos, das suas formas superficiais, populistas e autoritárias, remete para as relações capitalistas gastas, não comerciais e industriais.

Reunirá um objetivo nacional decisivo e vital que pode e deve reunir todas as pessoas, dentro e fora do país, em torno de um eixo comum e moldar a determinação nacional para o desenvolvimento sustentável, porque no mundo de hoje, especialmente num país com uma história como o Irão, apoiado por uma civilização com 10 000 anos e com recordes científicos brilhantes, ninguém se opõe, pelo menos numa palavra, à ciência, à tecnologia e ao progresso, nem se atreve a exprimi-lo.

Há menos países no mundo que dispõem de recursos humanos de prestígio e de condições e facilidades para se desenvolverem e alargarem, como é o caso do nosso país. Talvez colocando um objetivo claro contra a sociedade, as pessoas tenham o incentivo para se moverem, e a economia do paciente baseada na cadeia de abastecimento dê lugar a uma economia baseada no conhecimento, o povo que desempenhou um papel de liderança no advento da civilização agrícola, e as suas conquistas foram preservadas no período histórico mais negro do Ocidente (a Idade Média) sob os passos das tribos selvagens invasoras e entregues à civilização industrial. Que têm o mérito de desempenhar um papel proeminente na criação e no estabelecimento de um novo período histórico, e isso não se espera do povo inteligente do Irão, exceto que se pode esperar. Não só no domínio da ciência, mas também em todos os aspectos da civilização e da cultura, como o período do mitraísmo até aos primeiros séculos da civilização islâmica, que afectou todas as nossas terras conhecidas, do Japão e da China à Inglaterra e de Zanzibar à Escandinávia, à nossa civilização e, desta vez, teremos influência sobre a passividade e a influência em todo o mundo, e colocaremos o pé na civilização pós-industrial [36-41].

Perspectivas científicas da nanotecnologia

A revolução global da tecnologia está associada a mudanças sociais, económicas, políticas e individuais em todo o mundo. Tal como as revoluções agrícola e industrial do passado, esta revolução tecnológica também tem o potencial de transformar a qualidade de vida e a vida, a transformação do trabalho e da indústria, a transformação da riqueza, a transferência de poder a nível das nações e dentro das nações, e o aumento da tensão e do conflito.

As consequências desta revolução para a saúde humana podem ser as mais surpreendentes. Porque os avanços científicos irão melhorar a qualidade e os meios de subsistência dos seres humanos. A biotecnologia também nos permitirá identificar os organismos vivos, incluindo nós próprios, e compreender como os manipulamos, melhoramos e controlamos. A tecnologia da informação atual, especialmente nos países desenvolvidos, trouxe mudanças revolucionárias às nossas vidas e é um fator importante para outras tendências.

A tecnologia dos materiais, o desenvolvimento de produtos, as peças e os sistemas são mais baratos, mais inteligentes, mais ecológicos, polivalentes, mais duradouros e mais personalizados. Para além dos materiais inteligentes, o fabrico ágil e a nanotecnologia revolucionaram a produção de equipamentos e melhoraram as suas capacidades. A revolução tecnológica não será igual em termos de efeitos globais e estará sujeita a diferentes tensões, dependendo do grau de investimento e das muitas questões que não são claras, privacidade, desigualdade económica, invasão cultural e reacções sociais.

Mas não há retorno, porque algumas sociedades optaram pela oportunidade, beneficiam da revolução e vão mudar o ambiente de vida de todas as sociedades [42-48].

História da nanotecnologia

A nanotecnologia é uma ciência com um aniversário específico! Há quarenta anos, Richard Feynman, um especialista quântico galardoado com o Prémio Nobel, apresentou uma nova teoria quando recebeu o seu Prémio Nobel. No seu famoso discurso de 1959, "There is so much space there", explorou a dimensão subdesenvolvida da ciência dos materiais. Nessa altura, afirmou: "Os princípios da física, tanto quanto consigo compreender, não levantam qualquer objeção à construção de um átomo para o átomo." Partiu do princípio de que, se os cientistas aprendessem a construir transístores e outras estruturas com escalas reduzidas, poderíamos torná-los cada vez mais pequenos. De facto, eles estarão próximos dos seus limites reais nas bordas quânticas indefinidas, de modo que colocaremos um átomo na direção oposta para podermos criar o produto mais pequeno possível [49-58].

O que é que podemos fazer com estes formulários muito pequenos?

Feynman pensou num "médico molecular", que era centenas de vezes mais pequeno do que uma única célula e que podia ser injetado no corpo humano, e dentro do corpo fazer alguma coisa, ou estudar e confirmar a saúde das células e ou realizar procedimentos restauradores e, em geral, manter o corpo totalmente saudável. No meio dos anos industriais, a palavra "grande" tinha uma grande importância. Como as grandes ciências, os grandes projectos de engenharia, etc., e até os computadores ocupavam todos os níveis do edifício nos anos cinquenta. Mas, desde que Feynman expôs os seus pensamentos e a sua lógica, o mundo estava a caminhar para o encolhimento.

O Dr. Minsky teve pensamentos muito produtivos que poderiam ter reforçado os pensamentos de Feynman. Minsky, o pai da inteligência artificial dos anos 1960-1970, liderou o mundo na reflexão sobre o futuro.

Em meados dos anos 70, Eric Drexler era um estudante de pós-graduação e seleccionou Minsky como supervisor para completar a sua tese.

E ele também assumiu essa responsabilidade. Drexler estava interessado nos pequenos aparelhos de Feynman e tencionava explorar as suas capacidades.

Minsky concordou com ele. No início dos anos 80, Drexler licenciou-se em ciências informáticas e reuniu um grupo de estudantes como associado. Envolveu os mais jovens com uma série de ideias, a que ele próprio chamou nanotecnologia.

Apresentou o seu primeiro artigo científico sobre "Nanotecnologia Molecular" em 1981. O seu livro: O motor da criação: Druckler recebeu o único doutoramento em nanotecnologia da Universidade do MIT em 1991. É um dos principais criadores de nanotecnologias e é atualmente diretor do Foresight and Research Fellow [59-64].

Referência:

1. Silva GA. Abordagens nanotecnológicas para a regeneração e neuroprotecção do sistema nervoso central. Neurologia cirúrgica. 2005 63:301-6.

2. Caruthers SD, Wickline SA, Lanza GM. Nanotechnological applications in medicine. Opinião atual em Biotecnologia. 2007 18:26-30.

3. Salata OV. Aplicações de nanopartículas em biologia e medicina. Jornal de nanobiotecnologia. 2004 2:3.

4. Jones EF, He J, Vanbrocklin HF, Franc BL, Seo Y. Nanoprobes for medical diagnosis: Estado atual da nanotecnologia na imagiologia molecular. Current Nanoscience. 2008 4:17-29.

5. Cheon J, Lee J-H. Nanopartículas sinergicamente integradas como sondas multimodais para a nanobiotecnologia. Contas da investigação química. 2008 41:1630-40.

6. Nahrendorf M, Zhang H, Hembrador S, Panizzi P, Sosnovik DE, Aikawa E, et al. Nanoparticle PET-CT imaging of macrophages in inflammatory atherosclerosis. Circulation. 2008 117:379-87.

7. Debbage P, Jaschke W. Molecular imaging with nanoparticles: giant roles for dwarf actors. Histoquímica e biologia celular. 2008 130:845-75.

8. Eric DK. Engines of Creation. The Coming Era of Nanotechnology. Anchor Book. 1986.

9. Drexler KE. Nanosystems: molecular machinery, manufacturing, and computation: John Wiley & Sons, Inc.; 1992.

10. Fautz C, Kumar A, Liao M, Ying M. Debates éticos sobre as nanotecnologias nas três regiões da Europa, China e Índia. 2014.

11. Saini R, Saini S, Sharma S. Nanotecnologia: a medicina do futuro. Jornal de cirurgia cutânea e estética. 2010 3:32.

12. Buzea C, Pacheco II, Robbie K. Nanomaterials and nanoparticles: Fontes e toxicidade. Biointerphases. 2007 2:MR17-MR71.

13. Binnig G, Rohrer H. Microscopia de túnel de varrimento. IBM Journal of research and development. 2000 44:279.

14. Kroto HW, Heath JR, O'Brien SC, Curl RF, Smalley RE. C60: Buckminsterfullerene. Nature. 1985 318:162-3.

15. Adams WW, Baughman RH. Richard E. Smalley (1943-2005). Science. 2005 310:1916-.

16. Dowling A. Nanoscience and nanotechnologies. An international symposium

on the nature, purposes, ethics and politics of evidence in a democracy; 2006, p. 61.

17. Drexler KE. Drexler e Smalley defendem e contrariam os "montadores moleculares". Chemical & Engineering News. 2003 81:1.

18. Chowdhury R. Uma revisão sobre a aplicação da nanotecnologia na ciência farmacêutica: East West University; 2015.

19. Nagar K. Nanotechnology: changes and challenges for world (Nanotecnologia: mudanças e desafios para o mundo).

20. Drexler KE, Randall J, Corchnoy S, Kawczak A, Steve ML. Productive nanosystems: A technology roadmap. 2007.

21. Shende P, Sahu P, Gaud R. A technology roadmap of smart biosensors from conventional glucose monitoring systems. Therapeutic Delivery. 2017 8:411-23.

22. Andrew AM. NANOMEDICINE, VOLUME 1: BASIC CAPABILITIES, por Robert A. Freitas Jr., Landes Bioscience, Austin, Texas, 1999, xxi+ 509 pp., ISBN 1-57059-645-X Index (Hardback, $89.000). Robotica. 2000 18:687-9.

23. Wagner V, Dullaart A, Bock A-K, Zweck A. The emerging nanomedicine landscape. Nature biotechnology. 2006 24:1211-7.

24. Freitas RA. O que é nanomedicina? Nanomedicina: Nanotecnologia, Biologia e Medicina. 2005 1:2-9.

25. Boisseau P, Loubaton B. Nanomedicina, nanotecnologia na medicina. Comptes Rendus Physique. 2011 12:620-36.

26. Somwanshi S, Dolas R, Siddheshwar S, Merekar A, Godge R, Pattan S. Nanomedicine drug delivery system. Jornal Asiático de Ciências Biomédicas e Farmacêuticas. 2013 3:9.

27. Ratner MA, Ratner D. Nanotecnologia: Uma introdução suave à próxima grande ideia: Prentice Hall Professional; 2003.

28. Maynard AD, Kuempel ED. Airborne nanostructured particles and occupational health (Partículas nanoestruturadas transportadas pelo ar e saúde ocupacional). Journal of nanoparticle research. 2005 7:587-614.

29. Schulte P, Geraci C, Zumwalde R, Hoover M, Kuempel E. Occupational risk management of engineered nanoparticles (Gestão dos riscos profissionais das

nanopartículas artificiais). Journal of occupational and environmental hygiene. 2008 5:239-49.

30. Shaffer RE, Rengasamy S. Respiratory protection against airborne nanoparticles: a review. Journal of nanoparticle research. 2009 11:1661.

31. Rengasamy S, Eimer BC. Total inward leakage of nanoparticles through filtering facepiece respirators (fuga total de nanopartículas através de respiradores com filtro). Anais de higiene ocupacional. 2011 55:253-63.

32. Nel A, Xia T, Madler L, Li N. Toxic potential of materials at the nanolevel. science. 2006 311:622-7.

33. Magrez A, Kasas S, Salicio V, Pasquier N, Seo JW, Celio M, et al. Cellular toxicity of carbon-based nanomaterials. Nano letters. 2006 6:1121-5.

34. Ding Y, Kuhlbusch TA, Van Tongeren M, Jiménez AS, Tuinman I, Chen R, et al. Airborne engineered nanomaterials in the workplace-a review of release and worker exposure during nanomaterial production and handling processes. Journal of hazardous materials. 2017 322:17-28.

35. Goddard III WA, Brenner D, Lyshevski SE, Iafrate GJ. Handbook of nanoscience, engineering, and technology (Manual de nanociência, engenharia e tecnologia): CRC press; 2007.

36. Greenwood J. Evento global para a biotecnologia regressa a Chicago. 2010.

37. Roco MC. Estratégia internacional para a investigação em nanotecnologia. Journal of Nanoparticle Research. 2001 3:353-60.

38. http://www.nano.gov/nanotech-101/what/nano-size39.

39. Roco MC. Nanopartículas e pesquisa em nanotecnologia. Journal of Nanoparticle Research. 1999 1:1-6.

40. https://www.iinano.org/

41. Gazit E, Mitraki A. Muito espaço para a biologia no fundo do poço: uma introdução à bionanotecnologia: World Scientific; 2013.

42. Ng CK, Sivakumar K, Liu X, Madhaiyan M, Ji L, Yang L, et al. Influência dos citocromos do tipo c da membrana externa no tamanho das partículas e na atividade das nanopartículas extracelulares produzidas por Shewanella oneidensis.

Biotecnologia e bioengenharia. 2013 110:1831-7.

43. Nolting B. Biophysical Nanotechnology. Methods in Modern Biophysics", Springer. 2005.

44. Thangavelu RM, Gunasekaran D, Jesse MI, SU MR, Sundarajan D, Krishnan K. Abordagem nanobiotecnológica utilizando nanopartículas de prata sintetizadas com hormonas de enraizamento das plantas como "nanobollets" para aplicações dinâmicas em horticultura - um estudo in vitro e ex vitro. Arabian Journal of Chemistry. 2016.

45. Venkatesan M, Jolad B. Tendências Emergentes em Robótica e Tecnologias de Comunicação (INTERACT). Conferência Internacional sobre; 2010, p. 258-64.

46. Nussinov R, Alemán C. Nanobiology: from physics and engineering to biology. Phys Biol. 2006 3.

47. Milburn C. Nano/splatter: desintegrando o corpo pós-biológico. Nova História Literária. 2005 36:283-311.

48. Sanderson K. O corte mais afiado da espada de nanotubos. Notícias da Natureza. 2006.

49. Klaus D. Handbook of Nanophysics: Nanoparticles and Quantum Dots. CRC Press Inc., Boca Raton, FL; 2010.

50. Khan FA. Fundamentos de biotecnologia: CRC Press; 2011.

51. Rawson P. Ceramics: University of Pennsylvania Press; 2011.

52. John G. Richard Feynman: A life in science. Dutton, NY. 1997 170.

53. Hapgood F. Tinytech. Omni. 1986 9:56.

54. Murthy MK, ErBedreHeeramani en. impactos de negócios comerciais baseados em tecnologia no meio ambiente e questões de pesquisa para avanços no comércio computadorizado 2016: 2017. icrtsm-16. 2016:343-51.

55. Tourney C. Sucessão apostólica. Engenharia e Ciência. 2005 68:16-23.

56. Toumey CP. Ler Feynman na nanotecnologia: Um texto para uma nova ciência. Techné: Investigação em Filosofia e Tecnologia. 2008 12:133-68.

57. Milburn C. Nanovision: engineering the future: Duke University Press; 2010.

58. Dia PR. Fracionamento de partículas e análise granulométrica. Methods of soil analysis Part 1 Physical and mineralogical properties, including statistics of

measurement and sampling. 1965:545-67.

59. Hübler AW, Osuagwu O. Digital quantum batteries: Armazenamento de energia e informação em conjuntos de tubos de nanovácuo. Complexity. 2010 15:48-55.

60. Stephenson C, Hubler A. Estabilidade e condutividade de fios automontados num campo elétrico transversal. Relatórios científicos. 2015 5.

61. Lyon D, Hubler A. Gap size dependence of the dielectric strength in nano vacuum gaps. IEEE Transactions on Dielectrics and Electrical Insulation. 2013 20:1467-71.

62. Taylor R, Coulombe S, Otanicar T, Phelan P, Gunawan A, Lv W, et al. Small particles, big impacts: a review of the diverse applications of nanofluids. Journal of Applied Physics. 2013 113:1.

63. Taylor RA, Otanicar T, Rosengarten G. Otimização de filtros ópticos baseados em nanofluidos para sistemas PV/T. Luz: Science and Applications. 2012 1:e34.

64. Hewakuruppu YL, Dombrovsky LA, Chen C, Timchenko V, Jiang X, Baek S, et al. Método de "bomba-sonda" plasmónica para estudar nanofluidos semi-transparentes. Applied optics. 2013 52:6041-50.

Capítulo 2 - Nanotecnologias e medicina

A medicina e o corpo humano

O comportamento molecular à escala nanométrica comanda os sistemas vivos. Esta é a escala da química; a física, a biologia e a simulação por computador estão todas na mesma direção. Para além de facilitar a utilização optimizada de medicamentos, a nanotecnologia pode formular fórmulas e vias de libertação de fármacos, o que aumenta consideravelmente a eficácia terapêutica dos medicamentos?

* Materiais biocompatíveis de alta qualidade resultarão da capacidade humana de controlar as nanoestruturas. Os nanomateriais sintéticos inorgânicos e orgânicos, como os componentes activos, podem ser introduzidos nas células para desempenhar o papel de diagnóstico (como as partículas quânticas utilizadas para visualizar).

* O aumento do poder computacional da nanotecnologia torna possível mapear o estado das redes macromoleculares em ambientes reais. Estas simulações serão necessárias para melhorar os componentes biocompatíveis no corpo e para o processo de descoberta de medicamentos [1-16].

Nanotecnologia e medicina

Como sabem, a forma habitual de tratar os medicamentos consiste em introduzir a substância eficaz no organismo e, para além das células doentes, esta espalha-se pelas células e tecidos saudáveis. Isto provoca níveis muito elevados de ingestão de medicamentos e, mais importante ainda, danifica os tecidos saudáveis do corpo. Utilizando a tecnologia à escala nanométrica, os investigadores estão a desenvolver cápsulas de tamanho nanométrico que, para além do seu tamanho incomparável, têm a capacidade de diagnosticar os tecidos doentes; estão precisamente sobre esses tecidos e dão-lhes a quantidade de medicamento de que necessitam.

A este fenómeno chama-se medicação. As nanotecnologias abrirão também caminho à construção de produtos orgânicos compatíveis com o corpo e curarão muitas doenças que não têm cura. No caso do tratamento do cancro, os investigadores estão também a desenvolver nanopartículas que, uma vez no organismo, detectam e destroem os tecidos cancerosos, mesmo que sejam tão numerosos como as células. Deste modo, os tecidos cancerosos serão detectados e destruídos em nos primeiros tempos da formação. De um modo geral, nos próximos anos, a prevenção, o diagnóstico e o tratamento das doenças serão muito diferentes daquilo a que atualmente se chama medicina [17-23].

Vários produtos comercialmente explorados que utilizam a nanotecnologia

Abaixo estão alguns dos principais produtos de nano-tecnologia em 2003. As notícias mostram que aqueles que ainda acreditam que a nanotecnologia está apenas no laboratório, enganam-se.

***Tecido antirrugas**

Uma empresa, ao adicionar estruturas moleculares às fibras de linho, criou fibras que não absorvem líquidos e nódoas. Assim, se o café for derramado em calças brancas, é surpreendentemente movido sobre elas e não absorvido.

***Proteção da pele, com penetração profunda**

Uma das maiores empresas de fabrico de cosméticos do mundo introduziu o seu primeiro produto nanotecnológico em 1998. Este produto é um creme antirrugas que produz este creme a partir de um processo nanotecnológico único para incorporar vitamina A numa cápsula polimérica. A cápsula, como uma esponja, absorve e retém o creme no seu interior, até que o invólucro exterior seja dissolvido no substrato.

***Óculos de sol de alta qualidade**

Outra empresa, recorrendo à nanotecnologia, fabricou revestimentos poliméricos ultra-finos, anti-reflexos e protectores para os vidros, de modo a que o seu vidro seja resistente aos riscos e não seja antirreflexo. Esta cobertura remove a gordura e as manchas nas lentilhas e as lentilhas são mais sensíveis.

***Meias Nano**

Não só os atletas, mas também a maioria das pessoas sofre de suor e não o tolera. Naturalmente, cada perna tem 250.000 glândulas sudoríparas que podem produzir cerca de 500 ml de suor por dia.

Recentemente, a empresa Sole apresentou meias feitas de linho, melhoradas com nanopartículas de prata, que impedem o crescimento de bactérias e fungos.

***Telas solares**

A utilização de protectores solares regulares torna a pele tão branca que se encontra numa situação má. Esta brancura é devida à oxidação que protege a pele contra os raios ultravioleta A e B do sol. Para resolver este problema, a BASF desenvolveu um material nano-baseado que produz óxido de zinco nano-cristalino de alta pureza, o que aumenta a qualidade dos protectores solares. Outros benefícios destes vermes incluem: A pele não absorve e não causa alergias.

Aplicação da nanotecnologia na medicina

Uma bactéria magnética pode ser colocada ao longo do campo magnético da Terra e fazer com que ele suba ou desça para encontrar o destino pretendido.

Em 1966, um filme cinematográfico intitulado "Amazing Maritime Trip" (Viagem Marítima Espantosa), visita o cinema para ver uma demonstração dramática da utilização da nanotecnologia na medicina. Um grupo de médicos e submarinos aventureiros, com uma forma misteriosa, tornaram-se tão pequenos que conseguiram viajar através do sangue da paciente e destruir o coágulo de sangue no cérebro que ameaçava a sua vida. Ao longo de 36 anos, foram dados passos largos para construir dispositivos sofisticados, mesmo a escalas mais pequenas. Este facto levou algumas pessoas a acreditar que essa interferência é possível na medicina e que os próprios robôs poderão viajar nas veias de toda a gente.

Todos os organismos são constituídos por células microbianas que, por sua vez, são constituídas por unidades de construção mais pequenas, com cerca de 1 nm de dimensão, como as proteínas, os lípidos e os ácidos nucleicos. Por conseguinte, pode dizer-se que a nanotecnologia está presente, de alguma forma, em diferentes domínios da biologia. Mas o termo convencional "nanotecnologia" é normalmente utilizado para designar compostos artificiais feitos de semicondutores, metais, plásticos ou vidro. A nanotecnologia utiliza estruturas inorgânicas constituídas por cristais muito finos na gama dos nanómetros e tem aplicações extensivas no domínio da investigação médica, da administração de medicamentos às células, do diagnóstico de doenças e possivelmente também do seu tratamento [24-50].

As nanotecnologias sempre souberam prestar um serviço indisfarçável à ciência humana. Nos exemplos que se seguem, vários milhares de aplicações nanotecnológicas que vieram em auxílio do ser humano ajudaram a curar diversos tipos de cancro.

Preparação, caraterização e efeitos citotóxicos de nanolipossomas peguilados contendo carboplatina em linhas celulares de cancro do ovário

Resumo

Objetivo: Avaliar a eficácia de nanopartículas lipossomais carregadas com carboplatina contra as linhas celulares A2780CP e A2780S como células de cancro do ovário resistentes e sensíveis à cisplatina, respetivamente.

Métodos: As nanopartículas peguiladas contendo fármaco foram preparadas utilizando o método de hidratação de película fina. As nanopartículas foram caracterizadas por técnicas de dispersão dinâmica da luz (DLS), microscopia eletrónica de varrimento (SEM), brometo de 3-(4,5-dimetiltiazol-2-il)-2, 5-difenil tetrazólio (MTT) e espetrofotometria.

Principais conclusões: Foram preparadas nanopartículas esféricas com elevada eficiência de encapsulação (78,6±3,7%) e capacidade de retenção do fármaco. No estudo da citotoxicidade, verificou-se que os nanofármacos, em comparação com o fármaco livre, melhoram a eficácia da carboplatina contra as linhas celulares A2780S ($P<0{,}01$) e A2780CP ($P<0{,}05$). No entanto, foi interessante observar que a carboplatina e a carboplatina lipossómica exercem mais efeitos citotóxicos contra as linhas celulares A2780CP do que contra as linhas celulares A2780S, o que indica que o mecanismo de absorção celular da cisplatina é diferente da absorção da carboplatina nestas células.

Conclusões: As nanopartículas lipossómicas peguiladas são adequadas para a administração de carboplatina às linhas celulares A2780S e A2780CP. Recomenda-se a realização de mais investigações para descobrir mais pormenores sobre a absorção de cisplatina e carboplatina pelas células A2780CP do que pelas células A2780S.

Palavras chave: Cancro do ovário, Carboplatina, Lipossoma, Absorção celular.

Introdução

O cancro do ovário é um dos tumores malignos ginecológicos mais letais e o sétimo tipo de cancro mais comum entre as mulheres em todo o mundo [51-53]. A quimioterapia e a cirurgia são as duas principais opções de tratamento do cancro do ovário [54]. A eficácia da quimioterapia do cancro do ovário depende da eficiência da administração dos medicamentos. Na quimioterapia convencional, os agentes terapêuticos são distribuídos de forma não específica por todo o corpo após injeção intravenosa. Por conseguinte, afectam tanto as células malignas como as normais e, consequentemente, uma dose limitada de fármaco chega ao tumor e provoca uma toxicidade excessiva [55].Os materiais nanotecnológicos melhoraram consideravelmente a orientação dos medicamentos anticancerígenos para o tumor. A dimensão nanométrica das partículas permite-lhes acumular-se passivamente no tumor através do chamado efeito de permeabilidade e retenção melhoradas [56]. Deste modo, as nanopartículas de lipossomas têm suscitado uma atenção considerável. Os lipossomas são compostos por um compartimento aquoso interno rodeado por uma ou mais bicamadas concêntricas de fosfolípidos [57]. Apresentam excelentes características, como a biocompatibilidade, a biodegradabilidade e a baixa toxicidade. Além disso, são capazes de encapsular fármacos hidrofílicos e hidrofóbicos e de administrar fármacos em locais específicos dos tumores [58].

A carboplatina é um agente quimioterapêutico amplamente utilizado no tratamento de vários tipos de doenças malignas, como o cancro do ovário [59]. Devido à sua administração sistémica, o fármaco exerce vários efeitos adversos, incluindo mielossupressão e, sobretudo, trombocitopenia, que dificultam a sua utilização clínica [60].

No presente estudo, a carboplatina foi encapsulada em nanopartículas lipossómicas peguiladas utilizando a técnica de hidratação por película fina. Para melhorar a estabilidade das nanopartículas lipossómicas, foi utilizado polietilenoglicol (PEG) [61]. As nanopartículas foram caracterizadas em termos de tamanho, potencial zeta, capacidade de retenção do fármaco e morfologia. Em seguida, avaliou-se a eficácia dos nanofármacos nas linhas celulares de cancro do ovário A2780S e A2780cp.

Métodos e materiais

A carboplatina foi adquirida ao Kunming Precious Metal Institute (Kunming, Yunnan, China). O colesterol e o polietilenoglicol 3350 foram preparados a partir de Sigma-Aldrich Co. (Reino Unido) e Kimyagaran Emrooz Chemical Ind. Co. (Irão), respetivamente. A lecitina foi obtida da Acros Co. (Bélgica) e o meio de cultura de células RPMI 1640 foi obtido da Gibco Co. (Alemanha). O brometo de 3-(4,5-dimetiltiazol-2-il)-2, 5- difenil tetrazólio (MTT) foi obtido da Sigma-Aldrich (EUA). As linhas celulares A2780S e A2780CP foram fornecidas pelo banco de células do Instituto Pasteur do Irão. Todos os materiais eram de qualidade analítica. Além disso, foi utilizada água destilada em todo o estudo.

Preparação de medicamentos nanolipossómicos

As nanopartículas lipossómicas foram sintetizadas utilizando o método de hidratação por película fina. Resumidamente, a carboplatina, a lecitina, o colesterol e o polietilenoglicol 3350 (com uma razão molar de 1, 10, 7 e 0,8 mM, respetivamente) foram dissolvidos em 50 ml de etanol 96% (45° C, 60 min e 150 rpm). Após a dissolução perfeita, o solvente foi evaporado utilizando um evaporador rotativo (Heidolph, Alemanha) e formou-se uma película fina no fundo do recipiente. A película foi suspensa em tampão fosfato salino (PBS, pH 7,4), em que as concentrações finais de carboplatina, lecitina, colesterol e polietilenoglicol 3350 foram estimadas em 1,5 mM. 13 mM, 9,5 mM e 1 mM, respetivamente. A formulação foi sonicada por banho de ultra-sons (Bandelin Sonorex Digitec, Alemanha) durante 4 min. As nanopartículas em branco foram preparadas com o método acima mencionado, exceto que o fármaco foi removido do processo.

Caracterização de nanopartículas

O tamanho e o potencial zeta das nanopartículas foram determinados pela técnica de dispersão dinâmica da luz (DLS) utilizando o Zetasizer (Nano ZS3600, Malvern Instruments, Reino Unido). Além disso, as nanopartículas foram avaliadas do ponto de vista morfológico. Para o efeito, a suspensão de partículas foi liofilizada após a adição de 3% de manitol. A forma em pó das nanopartículas foi avaliada por Microscopia Eletrónica de Varrimento

(SEM) (microscópio de varrimento S-4160, Hitachi, Japão). A carga de fármaco e a eficiência de encapsulamento foram também determinadas espectrofotometricamente. Resumidamente, a suspensão de nanofármacos foi centrifugada (21000 rpm, 45 min, 4° C) e o sobrenadante foi obtido. A concentração de carboplatina no sobrenadante foi determinada espectrofotometricamente (UV1800, Shimadzu Co) a 220 nm utilizando uma curva padrão. A eficiência de encapsulação e de carregamento do fármaco foi estimada pelas seguintes fórmulas

(1) $$\text{Encapsulation efficiency} = \frac{PC - CS}{PC} \times 100$$

$$\text{Drug loading efficiency} = \frac{C}{W} \times 100 \quad (2)$$

Na fórmula 1, PC: carboplatina primária e CS: carboplatina no sobrenadante (mg/ml). Na fórmula 2, C: teor de carboplatina nos nanolipossomas e W: peso dos nanolipossomas (mg).

Além disso, foi avaliada a estabilidade das nanopartículas, em que a suspensão de partículas foi armazenada a 4oC no frigorífico durante 3 meses. Em seguida, foram novamente caracterizadas em termos de tamanho, potencial zeta, encapsulamento e eficiência de carga do fármaco.

Estudo de libertação de fármacos

O estudo de libertação foi realizado utilizando a técnica de membrana de diálise. Resumidamente, o sedimento de nanofármaco foi obtido mais uma vez através do processo de centrifugação. O sedimento foi ressuspenso em PBS e vertido para um saco de diálise (Sigma, corte de 10 000) e imerso em PBS e agitado (150 rpm, temperatura ambiente). Nos intervalos de tempo pré-determinados, foram retirados 2 ml de amostras e a concentração do fármaco foi determinada. Finalmente, foi traçado o perfil de libertação do fármaco em função do tempo.

Ensaio de citotoxicidade

O ensaio de citotoxicidade foi efectuado utilizando o ensaio MTT. Resumidamente, as linhas celulares A2780CP e A2780S na densidade de 10^4 foram cultivadas em placas de 96 poços contendo RPMI 1640 suplementado com 10% de soro bovino fetal, 100 µg/ml de estreptomicina e

100 U/ml de penicilina. Após 24 horas, os meios de cultura foram removidos e as células foram incubadas com várias concentrações de carboplatina na forma encapsulada ou livre. Após 24 horas de incubação, o meio foi removido e 100 µl de

solução de MTT (0,5 mg/ml) foram adicionados a cada poço. Os cristais de formazan foram dissolvidos em isopropanol (100%) e a absorvância ótica foi lida a 570 nm utilizando um leitor de placas (Synergy Multi-Mode Reader, Bio-Tek, EUA). Além disso, o IC_{50} foi calculado utilizando o programa Pharm.

Tabela 1. *Características físico-químicas dos nanolipossomas de carboplatina no momento da produção e três meses depois*

Tempo	Potencial zeta (mV)	Tamanho (nm)	E.E (%)	D.L.E (%)
Produção tempo	-22.9±1.7	244.3±19.6	78.6±3.7	2.5±0.1
3 meses após a produção	-23.2±1.8	250.5±19.2	70.7±2.9	2.15±0.11

E.E: Eficiência de aprisionamento; D.L.E: Eficiência de carregamento do fármaco

Análise estatística

Os resultados foram analisados pelo software SPSS versão 18. Os dados são expressos como média ± DP de três experiências independentes. O nível de significância foi fixado em 0,05.

Resultados

Caracterização de nanopartículas

O tamanho médio e o potencial zeta das nanopartículas foram de 244,3 ± 19,6 nm e -22,9 ± 1,7 mV, respetivamente. A imagem SEM também confirmou a preparação das nanopartículas (Fig. 1).

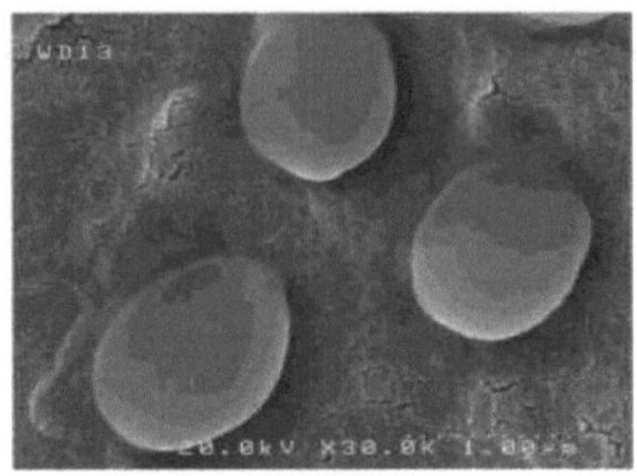

Fig. 1. Imagem SEM do nanolipossoma de carboplatina

Além disso, a eficiência de encapsulação e de carregamento do fármaco foi estimada em 78,6±3,7% e 2,5±0,1%, respetivamente. Além disso, os resultados do tamanho, do potencial zeta, do encapsulamento e da eficiência de carregamento do fármaco após 3 meses confirmaram a estabilidade adequada das nanopartículas (Quadro 1).

Estudos de libertação de fármacos in vitro

Os resultados do estudo de libertação são apresentados na Fig. 2. Embora o padrão de libertação não fosse regular, verificou-se que as nanopartículas de lipossomas conservam a carboplatina de forma eficiente, em que apenas 14% do fármaco encapsulado foram libertados após 48 h. Além disso, foi observada uma libertação rápida na primeira hora do estudo.

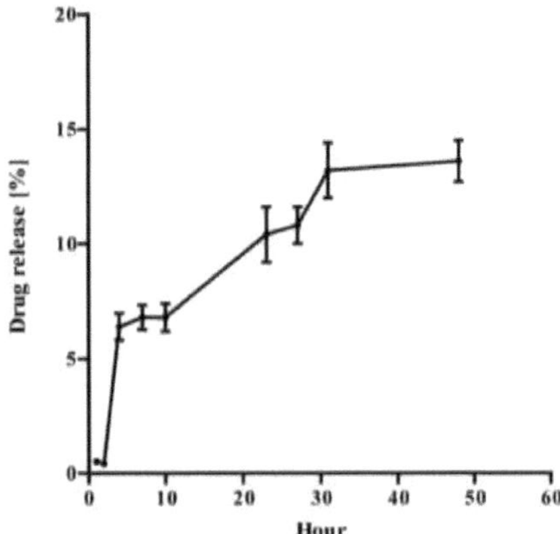

Fig. 2. Perfil de libertação de carboplatina das nanopartículas lipossomais. Os dados são expressos como média ± DP de três experiências independentes

Ensaio de citotoxicidade

A carboplatina na forma padrão e encapsulada demonstrou citotoxicidade dependente da dose para as linhas celulares A2780CP e A2780S (Fig. 3). No entanto, o nanofármaco reduziu significativamente a viabilidade celular em comparação com o fármaco padrão. Verificou-se também que a linha celular A2780CP é mais sensível à carboplatina (na forma padrão ou encapsulada) do que a linha celular A2780S. Os resultados do IC_{50} também confirmaram a potência do nanomedicamento em comparação com o medicamento padrão (Tabela 2). No entanto, estes valores também foram muito inferiores para a linha celular A2780CP em comparação com a linha celular A2780S.

Tabela 2. *Valores IC_{50} (μgml) da carboplatina (na forma padrão ou encapsulada) nas linhas celulares A2780CP e A2780S*

Linhas celulares	IC_{50} da carboplatina	IC_{50} da carboplatina nanolipossómica	Valor P
A2780S	128.8±31.9	63.1±20.3	$P<0.01$
A2780CP	77.6±16.7	57.5±6.0	$P<0.05$

Discussão

Verificou-se que a técnica de hidratação por película fina é um método adequado para a preparação de nanopartículas lipossómicas carregadas com carboplatina peguilada. O PEG foi utilizado na formulação por ser um polímero solúvel em água com baixa imunogenicidade e antigenicidade, estável na circulação sanguínea e capaz de prolongar o tempo de libertação do fármaco [61]. A utilização de lipossomas como transportador de carboplatina foi referida em alguns estudos [62-63]. ZHANG et al. utilizaram a técnica de hidratação de película fina para preparar as partículas com algumas modificações.

Os resultados do estudo in vitro e in vivo confirmaram a potência dos nanofármacos em comparação com o medicamento padrão contra o cancro gástrico [62]. No entanto, os seus materiais eram diversos em comparação com o nosso estudo, em que os nossos materiais eram mais baratos. Num outro estudo, Chaudhury et al. prepararam nanopartículas lipossómicas direccionadas contendo carboplatina. As partículas foram direccionadas utilizando um ligando de folato. Embora as nanopartículas tenham sido preparadas através da técnica de hidratação por película fina, a carboplatina foi encapsulada nas nanopartículas através de uma técnica de equilíbrio passivo [63]. Avaliaram a eficácia do fármaco e do nanofármaco contra o cancro do ovário em ambiente in vivo e in vitro, sendo que indicaram que as nanopartículas lipossómicas carregadas com carboplatina melhoraram significativamente a eficácia do fármaco [63]. A diferença entre a nossa formulação e a formulação de Chaudhury et al reside nos materiais e métodos. Tirámos partido de materiais mais baratos e de uma técnica mais fácil para preparar o medicamento nano. As nanopartículas foram preparadas facilmente com um tamanho igual a 244 nm. Existe uma relação direta entre o potencial zeta e a estabilidade dos colóides [64]. O potencial zeta de -22 mV confirmou a estabilidade adequada das nanopartículas. Os resultados do SEM também confirmaram a preparação de nanopartículas esféricas com uma superfície lisa. A elevada capacidade de encapsulação, até 78%, indicou a eficácia do método de preparação. Os resultados da libertação do fármaco mostraram que as nanopartículas de lipossomas têm a capacidade adequada para reter a carboplatina. No entanto, uma libertação rápida na primeira hora de estudo indicou a libertação do fármaco adsorvido das nanopartículas. A libertação baixa e lenta do fármaco das nanopartículas resulta provavelmente da presença de PEG na formulação. Esta situação foi demonstrada no estudo de Cho et al [65]. Além disso, o PEG aumenta a estabilidade das nanopartículas e aumenta a possibilidade de administração do fármaco ao tumor e, consequentemente, aumenta a eficácia do fármaco [66].

Relativamente à citotoxicidade, verificou-se que os nanofármacos têm mais citotoxicidade do que o fármaco padrão contra as linhas celulares A2780CP e A2780S. Isto resulta da libertação sustentada de carboplatina das nanopartículas. Curiosamente, verificámos que os efeitos de toxicidade celular do fármaco e do nanomedicamento eram muito mais elevados contra as células A2780CP do que contra as células A2780S. As linhas celulares de cancro do ovário A2780CP e A2780S são resistentes e sensíveis à cisplatina, respetivamente [66]. Uma vez que a citotoxicidade da carboplatina está diretamente associada à quantidade de fármaco que entra na célula, este fenómeno pode estar relacionado com as diferenças no mecanismo de entrada celular da carboplatina e das nanopartículas lipossomais carregadas de carboplatina em relação ao fármaco anticancerígeno cisplatina. Recomenda-se a realização de mais investigação para obter mais pormenores sobre este fenómeno. Por último, os resultados do estudo sugerem que as nanopartículas lipossómicas são adequadas para a administração de carboplatina às linhas celulares A2780CP e A2780S.

Conclusão

Verificou-se que o método de hidratação por película fina é adequado para a construção de nanopartículas lipossómicas carregadas com carboplatina. Foram obtidas nanopartículas esféricas com uma superfície lisa. O estudo de libertação mostrou que as nanopartículas têm uma capacidade adequada de retenção de carboplatina. No entanto, a avaliação da citotoxicidade demonstrou que o fármaco e o nanomedicamento têm mais potência contra a linha celular de cancro do ovário resistente à cisplatina A2780CP do que a linha celular A2780S. Este fenómeno pode indicar que a absorção celular de cisplatina é diferente da absorção de carboplatina nestas células. Por último, os resultados do estudo sugerem que as nanopartículas de lipossomas são um veículo adequado para a administração de carboplatina às linhas celulares A2780CP e A2780S.

Agradecimentos

Este estudo foi a tese de mestrado do primeiro autor, aprovada pelo comité de revisão do instituto da Islamic Azad University, Shahreza Branch, Shahreza, Irão, com o número de código (19710603932016) e apoiada pelo Department of Pilot Nanobiotechnology, Pasteur Institute of Iran, Teerão, Irão, que por este meio agradece a todos os colegas.

Conflito de interesses

Os autores declaram que não existe qualquer conflito de interesses.

Estudo do Efeito de Toxicidade de Nanopartículas de Polibutil Cianoacrilato Carregadas com Cisplatina na Linha Celular do Cancro de Brian: Método de polimerização aniónica

Resumo

O cancro é uma das questões mais importantes da medicina moderna e a causa mais comum de morte depois das doenças cardiovasculares. O cancro do cérebro é uma das causas mais comuns de morte por cancro entre homens e mulheres, ocupando o terceiro lugar entre outros tipos de cancro. Os medicamentos de quimioterapia que têm por objetivo impedir a proliferação descontrolada de células em determinados tecidos do corpo e, por outro lado, induzir a apoptose nas células tumorais são candidatos proeminentes ao tratamento do cancro. Uma vez que a cisplatina tem um papel indutor de apoptose, pode ser utilizada como agente terapêutico anticancerígeno. Nesta investigação, o efeito tóxico da cisplatina foi estudado no cancro do cérebro (linha celular de glioma de rato C6). Os efeitos citotóxicos da cisplatina foram investigados utilizando o método MTT na linha celular C6 do glioma de rato. Nesta investigação, o tamanho das partículas, a distribuição do tamanho e o potencial zeta das nanopartículas de polibutil cianoacrilato foram medidos em 222 nm, 0,470 ± 0,04 e 5,1 ± 0,2 mV, respetivamente. Os resultados mostraram que os nanoconjugados de cisplatina têm mais efeitos citotóxicos nas células do que o fármaco livre ($P<0,05$). Os nossos resultados revelaram que este nanofármaco sintetizado pode ser utilizado como um novo nanocarreador para quimioterapia.

Palavras-chave: Cancro do cérebro, Cisplatina, Efeito da citotoxicidade celular.

Introdução

O glioma é o mais comum e o mais mortal dos tumores malignos primários do cérebro e do SNC em adultos e constitui 80% dos tumores cerebrais malignos. Utilizando diferentes opções, como a cirurgia, a radioterapia e a quimioterapia, a taxa média de sobrevivência dos doentes com glioblastoma é de 14,6 meses. A barreira hemato-encefálica (BBB) é o principal obstáculo à administração cerebral de materiais terapêuticos [67]. Nos últimos anos, as nanopartículas poliméricas biodegradáveis têm atraído a atenção como transportadores de fármacos. Estes materiais demonstraram um grande potencial na administração controlada de fármacos a tecidos e órgãos-alvo, na atuação como transportadores de ADN em terapia genética e na transferência oral de proteínas, péptidos e genes [68-69]. Com base no processo utilizado para a sua produção, podem ser obtidos dois tipos de nanopartículas: nanoesferas e nanocápsulas, que são apresentadas na Figura. 3. [70].

A apoptose ou morte celular programada é um processo regulado de suicídio típico das células que permite a um organismo controlar o número de células no seu corpo e eliminar as células indesejadas que ameaçam a sua sobrevivência. O equilíbrio correto entre a apoptose e a sua inibição tem um papel crucial na homeostasia dos tecidos e na morfogénese dos órgãos [7172]. Durante a apoptose, ocorrem alterações bioquímicas e citológicas específicas numa célula que incluem a compactação do nucleoplasma e do citoplasma, a fragmentação do ADN e a formação de corpos apoptóticos ligados à membrana, que são reconhecidos e removidos pelas células adjacentes [73-74]. Quaisquer falhas neste processo resultam em estados patológicos. O desvio do curso da apoptose pode levar à disseminação do tumor e a metástases, e a indução da apoptose pode causar doenças de atrofia nervosa como a doença de Alzheimer [74-75] Neste estudo, analisámos o efeito tóxico da nano-cisplatina no Instituto Pasteur de Teerão, no Irão. Até à data, têm sido utilizados vários transportadores para administrar cisplatina. Os esforços para produzir uma formulação adequada de nanopartículas de cisplatina não foram muito frutuosos, o que pode ser atribuído às suas baixas propriedades hidrofílicas e lipofilicidade, que resultam numa baixa carga de fármaco no nanocarreador. Neste projeto, planeamos carregar cisplatina em nanopartículas de poli(cianoacrilato de butilo) e comparar o seu impacto com um fármaco padrão na linha celular de glioma de rato C6, C6 e examinar as suas propriedades in vitro.

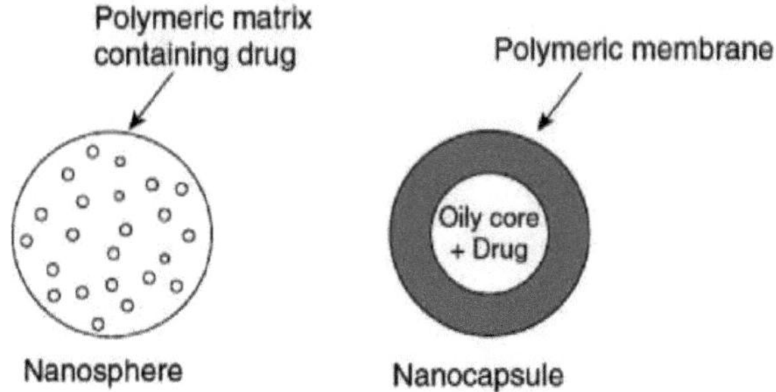

Fig.3. *Representação esquemática de nanoesferas e nanocápsulas*

Materiais e métodos

Este estudo experimental foi realizado no Laboratório Piloto de Nanobiotecnologia do Instituto Pasteur do Irão, em Teerão.

A: Linhas celulares e cultura de células

A linha celular C6 foi adquirida no Banco Nacional de Células do Irão (NCBI). As células foram cultivadas em RPMI com 10% de soro fetal bovino (FBS), 100 μg/ml de estreptomicina (para evitar o crescimento de bactérias Gram-negativas) e 100 U/ml de penicilina (para evitar o crescimento de bactérias Gram-positivas). Foi utilizada uma solução de tripsina-EDTA para separar as células do frasco. A contagem das células foi efectuada com um hemocitómetro. Em todos os testes, a viabilidade foi determinada por azul de tripan e foi sempre superior a 90%.

B: Produção de nanopartículas

As nanopartículas foram obtidas pelo método de polimerização aniónica em $pH<3$. 1% de monómero de N-butil cianoacrilato (Evobond® Tong Shen Enterprise Co., Ltd., Taiwan) foi adicionado a 1% de solução de dextrano 70000 (Floka) em HCl normal a 0,1 (Merck, Alemanha) com 1,3 mg de cisplatina (Sigma-Aldrich Co., Reino Unido) num meio de polimerização contendo água destilada (pH 2,5) sob agitação por um agitador magnético e agitado durante 3 horas. Posteriormente, a suspensão de nanopartículas foi neutralizada com

0,1 N NaOH e, em seguida, as nanopartículas foram depositadas por centrifugação durante 30 minutos a 15 000 rpm. De seguida, as partículas depositadas foram liofilizadas. As nanopartículas foram armazenadas em frascos de 2 ml a 4°C até à sua utilização. O tamanho das partículas, o potencial zeta e a polidispersidade foram calculados a partir da distribuição de tamanhos medida pelo Zetasizer (Nano ZS3600, Malvern Instruments, Reino Unido) e pela espetroscopia de correlação ótica. Além disso, foi utilizada a microscopia eletrónica de varrimento (SEM) para caraterizar as nanopartículas.

ensaio MTT

O ensaio MTT foi utilizado para investigar os efeitos citotóxicos da formulação de nano-cisplatina, da cisplatina e das nanopartículas de controlo. As células C6 foram cultivadas em DMEM a uma concentração de $1x10^4$ por poço em placas de 96 poços. O meio foi suplementado com 10% de FBS e 1% de

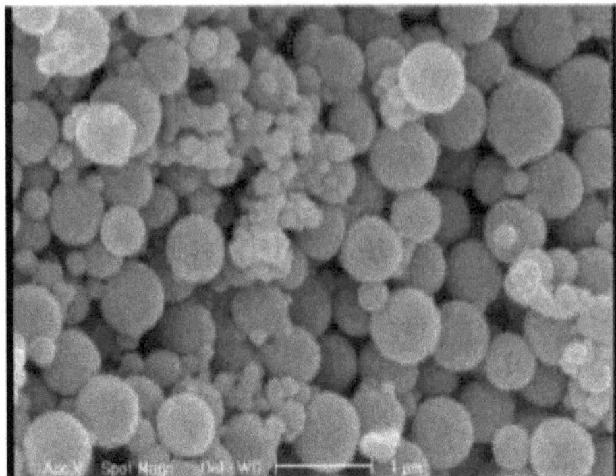

Fig. 4. Nanopartículas de polibutil cianoacrilato a 1% de concentração de dextrano,

penicilina/estreptomicina e incubadas a 10% de dióxido de carbono e a 37°C

O sobrenadante foi removido 24 horas após a cultura de células. As células foram tratadas com concentrações iguais de 0, 12, 24, 48, 96, 300 e 600 μM de nano-cisplatina, cisplatina livre e formulações de nanopartículas. Após 24 e 48 horas de incubação, o meio foi removido e 100 μl de MTT (0,5 mg/ml PBS, pH 4,7) foram adicionados a cada poço e incubados durante três horas a 37°C. A solução de MTT foi então removida e 200 μl de isopropanol a 100% foram adicionados a cada poço para dissolver os cristais de formazan formados nos poços. A absorvância foi lida a 570 e 540 nm utilizando o leitor ELISA (BioTek

Instruments, VT, EUA). Os testes foram efectuados em triplicado e repetidos três vezes. A citotoxicidade e a viabilidade foram calculadas com base na absorção das células tratadas com a formulação do fármaco/adsorção das células de controlo a partir da fórmula 3 e 4.

(3)

% Citotoxicidade= 1 - (Absorção média das células tratadas com a toxina)/(Absorção média do controlo) × 100

(4)

% Viabilidade = 100 - citotoxicidade (%)

A IC50 (concentração de quaisquer derivados que reduz o crescimento celular para metade em comparação com os controlos) foi obtida a partir do teste MTT e calculada com o pacote estatístico Pharm-PCS (Springer-Verlag. Nova Iorque).

Análise estatística

Os resultados são expressos como média ± desvio padrão (DP, n = 3). Os dados foram analisados estatisticamente por análise de variância unidirecional usando o software IBM Statistics SPSS versão 19, e a significância estatística foi estabelecida em $p < 0,05$.

Resultados

As nanopartículas adequadas produzidas (Figura 4) tinham um tamanho, uma polidispersidade de distribuição de tamanho e um potencial zeta de 222 nm (Figura 5), 0,470 ± 0,04 e 5,1 ± 0,2 mV, respetivamente.

Citotoxicidade

Os resultados dos testes de citotoxicidade da nano-cisplatina e do fármaco livre estão resumidos na Tabela 3. As nanopartículas de controlo não apresentaram toxicidade, mesmo em concentrações elevadas.

Tabela 3*. Citotoxicidade IC50 da cisplatina nano-conjugada, da cisplatina livre e do grupo de controlo no lado frontal Categoria de cancro celular do cérebro In vitro (linha celular de glioma de rato C6). O IC50 (em termos de µM) mostra o resultado médio de três experiências.*

C6 (Nano Droga) IC50 (µM)	C6 (Medicamento livre) IC50 (µM)	C6 (fármaco de controlo) IC50 (µM)
67.7±4.7	99.5±8.8	164.1±16.0

O IC50 é indicado em micromolar. Os resultados mostram que a cisplatina nano-conjugada é mais citotóxica do que a cisplatina. Por outras palavras, o IC50 da cisplatina nano-conjugada é inferior ao da cisplatina.

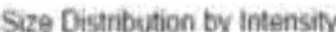

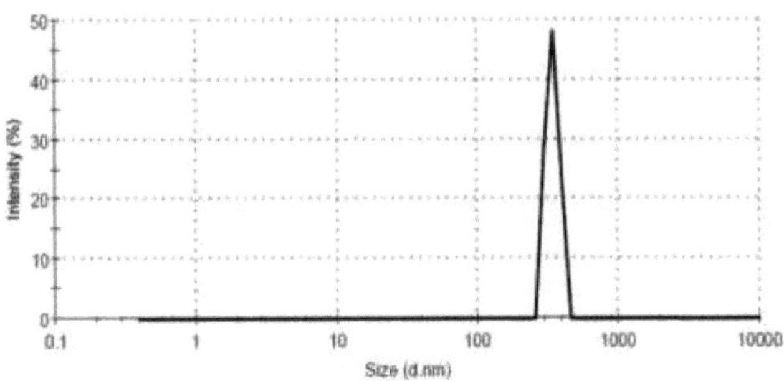

Fig. 5. Tamanho das nanopartículas de poli(cianoacrilato de butilo)

Discussão

O cancro é uma doença em que as células começam a dividir-se e a multiplicar-se de forma anormal e a espalhar-se pelos tecidos saudáveis. A maioria dos agentes terapêuticos anti-cancro exerce os seus efeitos sob a forma de indução da apoptose. A apoptose é um passo crítico na regulação do metabolismo e do crescimento celular. Se a apoptose for interrompida, o metabolismo é perturbado e os tumores começam a formar-se e a crescer. A indução da apoptose é um dos métodos mais importantes para destruir as células cancerosas sem efeitos secundários [76]. Nesta investigação, foram avaliados os efeitos citotóxicos da cisplatina na indução da cisplatina nano-conjugada. Com base noutros estudos, sabemos que os agentes alquilantes, como a cisplatina, adicionam um grupo alquilo (CnH2n + 1) às moléculas de ADN, impedindo assim a replicação do ADN e provocando a indução de apoptose nas células tumorais [77]. O teste MTT é um dos métodos mais comuns de medição da viabilidade celular, pelo que foi escolhido para verificar a sobrevivência das células e avaliar a toxicidade da nano-cisplatina. Indução. As nanopartículas produzidas neste estudo tinham tamanho, distribuição de tamanho, potencial Zeta e forma favoráveis. A cisplatina nano-conjugada tem também um IC50 inferior ao da cisplatina livre, o que mostra que a cisplatina nano-conjugada é mais eficaz na morte das células C6 do cancro do cérebro. No entanto, recomenda-se a realização de mais estudos para aumentar a eficácia deste novo medicamento, de modo a torná-lo um melhor candidato para o tratamento do cancro do cérebro ou de outros tipos de cancro [78]. Por conseguinte, recomenda-se a utilização de ligandos de folato, dextrano ou anticorpo monoclonal. A formulação intensificou fortemente os efeitos de citotoxicidade do fármaco em comparação com o fármaco padrão. No presente estudo, as nanopartículas de polibutil cianoacrilato melhoram a atividade anticancerígena da cisplatina contra a linha celular C6 de glioma de rato. Os efeitos de citotoxicidade foram diretamente associados às concentrações do fármaco. A nanodroga com IC50 de 67 μM mostrou uma citotoxicidade superior à da cisplatina padrão com IC50 de 99 μM. Tanto quanto sabemos, este é o primeiro estudo que avaliou a eficácia de nanopartículas de polibutil cianoacrilato carregadas com cisplatina na linha celular de glioma de rato C6. Em conclusão, as nanopartículas de polibutil cianoacrilatenanopartículas são um transportador adequado para a administração de cisplatina à linha celular de glioma de rato C6.

Em termos colectivos, a nossa investigação confirma que a cisplatina em nanopartículas tem mais efeitos citotóxicos do que a cisplatina livre na linha celular briana (linha celular de glioma de rato C6). Assim, esta formulação pode ser, no futuro, um candidato quimioterapêutico alternativo para o cancro do cérebro.

Contribuições dos co-autores

Meysam Ebrahimi Far e Nejad Mohamadi contribuíram para o desenvolvimento e caraterização das nanopartículas. Maryam Kazemi e Azim Akbarzadeh conceberam o estudo. Hasan Ebrahimi Shahemabadi e Mahshid Mohammadi realizaram o ensaio MTT. Attabak Toofani Milani efectuou a análise estatística. Younes Moradi e Maryam Yasemi efectuaram a imagemSEM.

Agradecimentos

Este trabalho foi apoiado financeiramente pelo Pilot Nanobiotechnology Department, Instituto Pasteur do Irão.

Conflito de interesses

Os autores declaram não haver conflito de interesses.

Libertação de fármacos por síntese de nanopartículas de PBCA para o cancro do ovário

Resumo

A resposta inicial ao tratamento e, consequentemente, a resistência à carboplatina é um dos desafios mais importantes do tratamento. A utilização de nanopartículas inteligentes para a administração de fármacos é um novo método para substituir a quimioterapia. Nesta investigação, foram preparadas nanopartículas (NPs) nãoPEGiladas e PEGiladas por polimerização em mini-emulsão nas NPs de poli (cianoacrilato de butilo) (PBCA). Foram examinadas as características como o tamanho, o índice de polidispersão (PDI), o potencial zeta, a libertação do fármaco e a estabilidade das NPs. Em seguida, os efeitos de citotoxicidade de ambas as formulações foram estudados na linha de cancro do ovário A2780CIS durante 24, 48 e 72 horas de incubação. O exame das características da carboplatina carregada nas NPs PBCA em condições laboratoriais adequadas mostrou um efeito positivo do PEG nas propriedades das NPs. Os estudos de citotoxicidade mostraram que os nanofármacos têm um efeito mais tóxico em ambas as formulações do que o fármaco livre. Os resultados mostraram que estas NPs de PBCA podem ser consideradas como um candidato adequado para nanofármacos inteligentes em quimioterapia.

Palavras-chave: cancro do ovário, carboplatina, nanopartículas de poli (butil cianoacrilato), nanodisponibilidade de fármacos

Introdução

As metástases mais comuns observadas no cancro do ovário incluem as linfáticas e as peritoneais libertadas [79]. A cirurgia de debulking é o tratamento inicial de escolha para o cancro do ovário avançado e a estratégia de tratamento alternativo utiliza quimioterapia à base de platina [80]. A carboplatina liga-se ao ADN e causa danos bifuncionais, induzindo finalmente a citotoxicidade ao ligar-se às moléculas de ADN [81].

O principal objetivo da administração de fármacos orientada é a administração controlada de fármacos ao tecido-alvo com uma dose e uma taxa terapêuticas óptimas, bem como a ausência de toxicidade e o aumento da eficiência do efeito do fármaco. Os sistemas coloidais de administração de fármacos incluem noisomas, lipossomas, microemulsões e NPs. A utilização de NPs como transportadores de fármacos permitiu ultrapassar as limitações técnicas e os problemas de estabilidade dos lipossomas, noisomas e microemulsões [82]. As NPs de PBCA são nano-transportadores comuns para a administração de fármacos. Estas NPs têm características adequadas para a administração de fármacos nos tecidos, incluindo a capacidade de alterar a biodistribuição do fármaco no corpo, a biodegradabilidade e a facilidade de síntese e purificação [83]. Existem dois métodos comuns para a preparação de NPs de PBCA que consistem na reação de polimerização aniónica e na polimerização em mini-emulsão [84].

Em ligação com a polimerização em mini-emulsão, prepara-se um tipo de emulsão que foi vulgarmente designada por quase estabilidade de nano-gotas de óleo em água que cortam a intensa mistura de monómeros, água, um estabilizador e um hidrofóbico insolúvel em água [85]. A polimerização em mini-emulsão de monómeros diretamente para as partículas torna-se mais gotículas. Isto deve-se ao facto de as gotículas actuarem como ponto de partida e de propagação da polimerização. Por conseguinte, apesar da polimerização em emulsão, não é necessário transferir monómeros ou outros compostos hidrofóbicos de um tanque para um local de polimerização. Isto faz com que a polimerização em mini-emulsão seja um método de nanoencapsulação de um só passo para o encapsulamento de compostos hidrofóbicos [86].

Atualmente, têm sido utilizados diferentes suportes para a administração de carboplatina. No entanto, o homem não tem sido capaz de produzir uma formulação adequada de NPs de carboplatina desde agora. Nesta investigação, a carboplatina é carregada em NPs PBCA por polimerização em mini-emulsão. A eficiência das NPs é estudada utilizando a linha celular A2780CIS de cancro do ovário resistente à carboplatina.

Métodos e materiais

Materiais

Em resumo, os materiais preparados para o fabrico de NPs que foram feitas para PBCA são mostrados na Tabela 4.

Tabela 4. *Materiais preparados para as NPs PBCA*

Não	Material	Fonte
1	Monómero de cianoacrilato de butilo	Evobond®TongShen Enterprise Co., Ltd., Taiwan
2	Polietilenoglicol (PEG3350)	Sigma-Aldrich Co., Reino Unido
3	Ácido clorídrico	Merck Company
4	Hidróxido de sódio	Merck Company
5	Azeite	Farzan Rahbar Saba Co. Irão
6	Mel	Sabalan Co. Irão
7	dextrano 70.000	Sigma-Aldrich Co., Reino Unido
8	Linha celular A2780CIS	Banco de células do Instituto Pasteur do Irão

Método de preparação de NPs contendo fármaco

Primeiro, 300 µl de monómeros de cianoacrilato de butilo foram adicionados e misturados ao composto que continha 220 µl de HCl 0,01N, 150 mg de mel, 40 µl de azeite e 45 mg de dextrano 70.000. Em seguida, 90 mg de PEG3350 (nas formulações nãoPEGilada e PEGilada) e 50 mg de carboplatina foram adicionados à formulação resultante e misturados em condições laboratoriais (150 rpm no agitador). De seguida, foram adicionados 25 ml de água destilada fria à mistura em duas etapas. A mistura foi agitada num agitador (400 rpm, 10 min) para obter uma pré-emulsão. Em seguida, procedeu-se à sonicação com um sonicador de sonda (50. W, Bandel in Sonopuls HD 2070, Bandelin Elec., Alemanha), colocando o frasco na água fria. A emulsão foi novamente colocada no agitador após 24h de manutenção no frigorífico (4°C), foi agitada lentamente (150 rpm, 3,5h) e o processo de polimerização foi concluído. Posteriormente, o pH da mistura foi neutralizado com NaOH 0,1N.

Tabela 5. Características físico-químicas das NPs de PBCA (formulação não peguilada) no tempo de produção e dois meses depois

Sem formulação peguilada	Tamanho (nm)	Zeta potencial (mV)	PDI	D.L.E (%)	E.E (%)
S1	490.5±42.5	-11.8±0.84	0.263±0.019	3.1±0.28	36±2.9
S2	492±30.0	-11.3±0.77	0.289±0.022	3.3±0.25	37±3.1
S3	498±31.9	-10.3±0.76	0.308±0.029	3.4±0.29	39±3.3
S4	509±35.6	-9.8±0.71	0.395±0.031	3.6±0.31	42±3.6

PDI: Índice de polidispersidade; E.E: Eficiência de entalpia; D.L.E: Eficiência de carga do fármaco; S: No período de 14 dias

Caracterização das NPs

O tamanho, o PDI e o potencial zeta foram estudados pela máquina zeta-sizer (Nano ZS3600, Malvern Instruments, Reino Unido). Para efetuar a medição, foram preparados nanofármacos de ambas as formulações e PBS (pH: 7,2, 10M) com um rácio de 1:10. A carga de fármaco e a eficiência de encapsulamento são também determinadas espectrofotometricamente. Resumidamente, os resultados de ambas as formulações foram centrifugados (15 min a 4 °C e 49000g) por um instrumento de ultracentrifugação para definir a percentagem de encapsulamento e de carga de fármaco de ambas as formulações. O sobrenadante foi removido e a ultracentrifugação foi novamente efectuada para remover os fármacos não ligados. Finalmente, a platina contida no sobrenadante foi estimada utilizando a análise ICP-MS. Em seguida, o encapsulamento e a taxa de carregamento do fármaco são calculados utilizando as fórmulas 1 e 2. Para o efeito, a suspensão de partículas é liofilizada após a adição de 3% de manitol. A forma de pó das NPs (ambas as formulações) é avaliada análise de ligação de Nps PBCA PEGylated foram obtidos por espetroscopia de infravermelho (Thermo Nicole, Nexus 870, EUA).

Tabela 6. Características físico-químicas das NPs de PBCA (formulação peguilada) no tempo de produção e dois meses depois

pegyla ted formulação	Tamanho (nm)	Zeta potencial (mV)	PDI	D.L.E (%)	E.E (%)
S1	360±30.1	-12.3±0.69	0.384±0.033	3.6±0.31	40±3.3
S2	363±33.8	-11.7±0.71	0.398±0.035	3.9±0.33	41±3.5
S3	368±35.1	-10.9±0.77	0.420±0.041	4.0±0.36	44±3.8
S4	373±34.7	-10.3±0.81	0.460±0.043	4.1±0.39	46±4.1

PDI: Índice de polidispersidade; E.E: Eficiência de entalpia; D.L.E: Eficiência de carga do fármaco; S: de 14 dias No período

$$\text{encapsulation percent} = \frac{\text{prime carboplatin (mg/ml)} - \text{available carboplatin in the supernatant (mg/ml)}}{\text{prime carboplatin (mg/ml)}} \times 100 \quad (5)$$

$$\text{loading percent} = \frac{\text{the amount of available drug in the nanoparticle (mg/ml)}}{\text{weight of nanoparticle (mg/ml)}} \times 100 \quad (6)$$

Ambas as formulações foram mantidas à temperatura ambiente (25°C) durante 2 meses. Foram estudadas as características físico-químicas (tais como o tamanho, o PDI, o potencial zeta, a encapsulação e a eficiência de carga do fármaco) das NPs de PBCA.

Análise da libertação do fármaco

Para medir a libertação do fármaco, prepara-se soro humano com 0,8 mg/ml de NPs (ambas as formulações) contendo fármaco. O soro humano contendo NPs é colocado no agitador da incubadora (37 °C, 30 min, 130 rpm). Com base na taxa de decomposição, a libertação do fármaco foi estudada no soro humano contendo NPs com fármaco. A absorção de luz do soro contendo NPs a 220 nm é estudada durante 38h em diferentes intervalos.

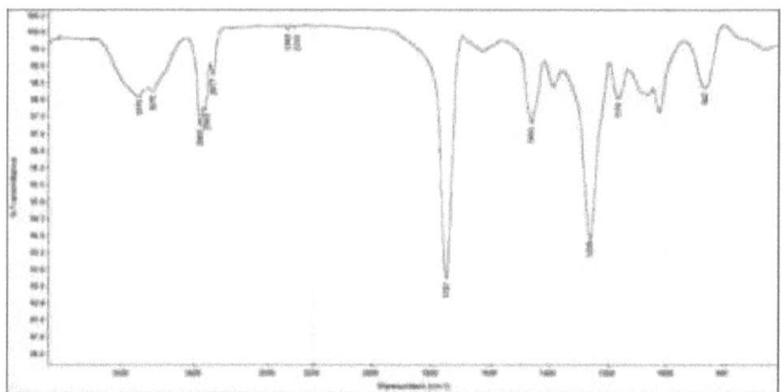

Fig. 6. Espectros de infravermelhos das NPs de PBCA PEGiladas

Exame da citotoxicidade

O teste de citotoxicidade das NPs foi avaliado na linha celular A2780CIS através do ensaio MTT na linha celular A2780CIS. As concentrações utilizadas (0, 4, 8, 16, 32, 64 e 96 μM) de nanofármaco, fármaco livre e fármaco de controlo (ambas as formulações) foram avaliadas durante 24, 48 e 72 horas de incubação.

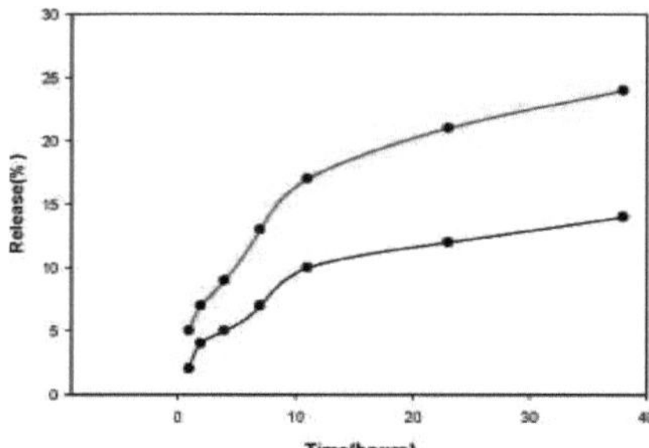

Fig. 7. Padrão de libertação de carboplatina das NPsPBCA (as linhas azuis e vermelhas são relevantes para as nanodrogas PEGiladas e não PEGiladas, respetivamente)

Análise estatística

Os dados resultantes foram estudados no SPSS soft (v.15). Estatisticamente, os valores de p inferiores a 0,05 foram considerados importantes. Todos os resultados foram expressos como média ± desvio padrão (DP, n = 3).

Resultados

Caracterização das NPs

A polimerização ocorreu após a adição gradual de água fria e foi concluída após a sonicação, pelo que a cor do ambiente começou a mudar para leitosa. Os resultados obtidos das características físico-químicas das NPs de carboplatina estão resumidos na Tabela 5. A análise de ligação por infravermelho de NPs de PBCA PEGylated mostrou bandas indicadoras de grupos de agentes fundamentais do composto, incluindo ligações características do grupo éster (C = O & C-O) e grupo nitrilo (C≡N). A banda de frequência em 1747, 1259 e próxima à banda em 2200 cm-1 são devidas ao alongamento C = O, C-O e C ≡ N, respetivamente. Além disso, não é uma banda caraterística de C = C disponível no monómero. Em vez disso, uma banda larga na faixa de 3275-3370 cm-1 é atribuída ao O-H (Fig. 6). Os resultados obtidos do nanofármaco (ambas as formulações) mostraram que, se as NPs forem mantidas à temperatura ambiente a 25°C durante dois meses, são estáveis em condições laboratoriais. Não há alterações significativas durante a manutenção do que antes (Tabela 5 e 6).

Libertação de fármacos

Os resultados da libertação do fármaco indicaram que os nanofármacos têm um poder de retenção adequado. No que diz respeito ao nanofármaco, verificou-se uma explosão inicial de libertação do fármaco durante as primeiras 1 horas (4% do fármaco encapsulado do nanofármaco PEGilado), seguida de um ligeiro declive ascendente com uma libertação máxima de 3,8% após 38 h. Em contrapartida, o nanofármaco nãoPEGilado apresenta um padrão de libertação mais rápido, no qual 96±2,8% do nanofármaco nãoPEGilado são libertados no soro humano (Fig. 7).

Citotoxicidade do nanofármaco

Inicialmente, especifica-se que 48±3,2 µg/ml e 57±4,4 µg/ml (de nanofármaco PEGilado e nanofármaco não PEGilado, respetivamente) de concentração de NPs de controlo não têm citotoxicidade e são completamente seguras. Os resultados mostraram que a citotoxicidade do nanofármaco e do fármaco livre muda consideravelmente durante 24 horas (Fig. 8), 48 horas (Fig. 9) e 72 horas (Fig. 10), de modo que os valores de IC50 do nanofármaco e do fármaco livre são estimados em 25,74±1,84 e 54,01±3,7 μM no nanofármaco PEGilado e 38,2±2,03 e 61,3±2,9 μM no nanofármaco nãoPEGilado durante a incubação de 24 horas, respetivamente. São estimados 24,1±1,1 e 41,94±1,9 μM no nanofármaco PEGilado e 30,75±1,4 e 47,40±2,1 μM no nanofármaco nãoPEGilado durante 48h de incubação, respetivamente. Além disso, foram calculados 23,01±1,09 e 30,02±1,3 μM no nanofármaco PEGilado e 25,60±1,25 e 33,75±1,5 μM no nanofármaco nãoPEGilado durante 72 horas de incubação, respetivamente. Observa-se que a citotoxicidade do nanofármaco aumentou com o aumento da concentração em relação ao fármaco padrão.

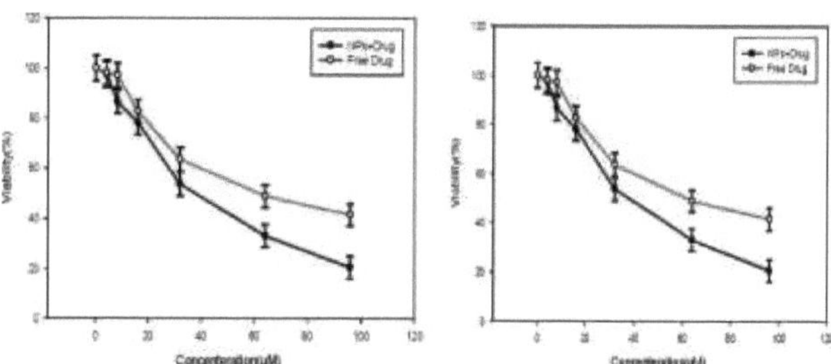

Fig. 8. *Efeitos de citotoxicidade da carboplatina livre e da carboplatina carregada nas NPs PBCA na célula A2780CIS após 24h de incubação.*

(a) NPs PEGiladas (P<0,05) e (b) NPs não PEGiladas (P<0,05)

Discussão

A biotecnologia farmacêutica é o principal desafio, e as NPs de libertação de fármacos direccionados têm a capacidade de libertar fármacos nas células-alvo. Os nanocarreadores farmacêuticos podem ser produzidos por NPs PBCA 6]. O monómero de cianoacrilato de butilo na produção de NPs envolve vários factores, tais como a concentração do monómero, a concentração do estabilizador ou dextrano, o pH do ambiente e a agitação rápida [87-89]. No processo de fabrico, os dois combinados mel e azeite foram utilizados como surfactante para a atividade anticancerígena [90, 91]. O PEG utilizado neste estudo pode aumentar a estabilidade e aumentar a administração do fármaco ao tumor [92], a solubilidade em água, a baixa imunogenicidade e a antigenicidade e é capaz de prolongar o período de libertação do fármaco [93]. Por conseguinte, o poder da capacidade de retenção pode provir parcialmente da

A presença de PEG na estrutura das NPs. Neste estudo, a carboplatina é carregada nas NPs PBCA como formulações nãoPEGiladas e PEGiladas [94]. As NPs são encontradas SEM que podem resultar de efeitos de sonicação. O potencial Zeta de -11,3 Mv e -10,3 Mv em ambas as formulações confirmou a estabilidade adequada das partículas. Entretanto, o potencial Zeta das NPs está correlacionado com a estabilidade da suspensão [95].

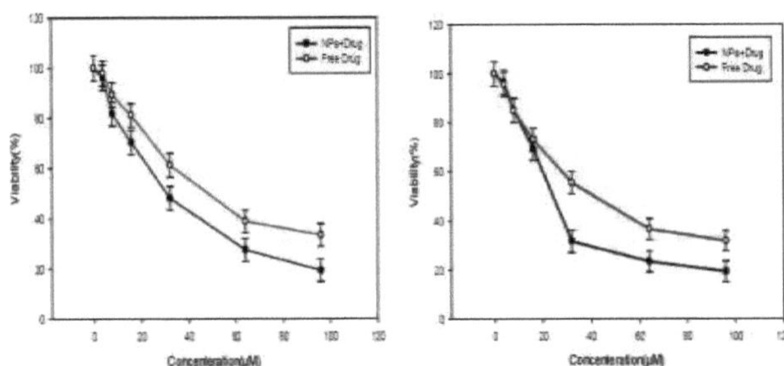

Fig. 9. *Efeitos de citotoxicidade da carboplatina livre e da carboplatina carregada nas NPs PBCA na célula A2780CIS após 48 horas de incubação.*

(a) NPs PEGiladas (P<0,05) e (b) NPs nãoPEGiladas (P<0,05)

Após a caraterização das NPs resultantes, é revelado que, para além do método de preparação, o PEG tem um efeito positivo nas propriedades das NPs. Observou-se que a eficiência de encapsulamento e a taxa de carga aumentaram em nanofármacos PEGilados do que em nanofármacos não PEGilados [96].

-Verifica-se uma diminuição significativa do tamanho na presença de nanodroga PEGilada em comparação com a nanodroga não PEGilada. Aparentemente, isto deve-se à natureza hidrofílica e à elevada permeabilidade do PEG, que penetra nas camadas das NPs e as aperta. A elevada percentagem de encapsulamento e a taxa de carga do nanofármaco PEGilado confirmam este facto em relação ao nanofármaco não PEGilado, uma vez que a possibilidade de libertação do fármaco das paredes das vesículas apertadas é reduzida. Por conseguinte, o rendimento de retenção e a taxa de carga do fármaco aumentam [96]. No presente estudo, a estabilidade do PBCA foi confirmada 2 meses após a produção, e este fenómeno é sensível no padrão de libertação do fármaco do PBCA. Assim, nas mesmas condições de preparação, a libertação de fármaco do nanofármaco PEGilado é inferior à do nanofármaco PEGilado. Este facto é atribuído ao revestimento e à 45 efeito inibitório do PEG na libertação do fármaco das NPs [96]. O efeito de citotoxicidade de ambas as formulações foi estudado pelo teste MTT.

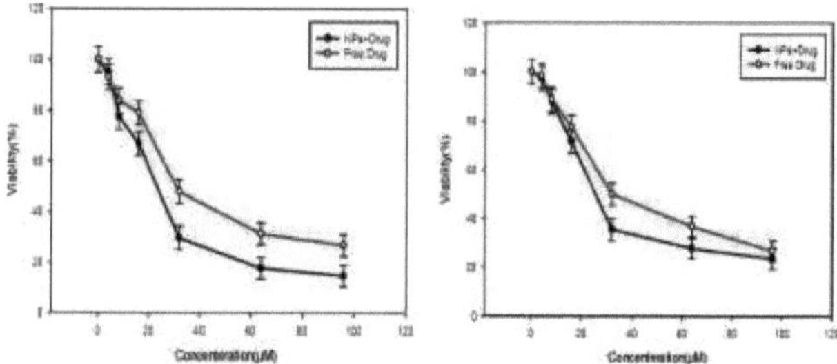

Fig. 10. *Efeitos de citotoxicidade da carboplatina livre e da carboplatina carregada nas NPs PBCA na célula A2780CIS após 72 horas de incubação.*

(a) NPs PEGiladas (P<0,05) e (b) NPs nãoPEGiladas (P<0,05)

Os resultados mostraram a não toxicidade das NPs de controlo em doses elevadas. Os resultados das NPs com fármaco indicaram o IC50 mais baixo ou a maior toxicidade do que o fármaco padrão em ambas as formulações. Trata-se de um indicador do aumento da eficácia do fármaco e, consequentemente, da utilização de nanocarreadores de fármacos. No geral, a nossa investigação confirmou que a carboplatina PEGilada PBCA tem mais efeitos citotóxicos do que o nanofármaco não PEGilado nas células durante 24, 48 e 72 horas de incubação. Além disso, o aumento do tempo de incubação em ambos os

As formulações aumentaram a toxicidade do nanofármaco.

Conclusão

A técnica de polimerização em mini-emulsão é aprovada como método eficaz de preparação de NPs de PBCA contendo carboplatina. As características físico-químicas da carboplatina das NPs contendo carboplatina foram avaliadas e consideradas adequadas. As imagens SEM confirmaram a presença de nanofármacos PBCA em ambas as formulações. O estudo é seguido da avaliação da eficácia do nanofármaco na linha celular de cancro do ovário A2780CIS, que demonstrou uma citotoxicidade superior do nanofármaco em comparação com o fármaco livre em ambas as formulações. Os resultados deste estudo demonstraram que os nanofármacos PEGylated e no-

As NPs de PBCA PEGiladas são um transportador adequado para a administração de carboplatina à linha celular de cancro do ovário A2780CIS.

Agradecimentos

Este trabalho foi apoiado financeiramente pelo Pilot Nanobiotechnology Department, Instituto Pasteur do Irão.

Conflito de interesses

Os autores declaram que não existe qualquer conflito de interesses.

Efeitos de nanopartículas niosomais carregadas com cisplatina em células de carcinoma da mama humano BT-20

Resumo

O quinto fator é a causa de morte por cancro da mama entre as mulheres em todo o mundo. A resistência à cisplatina é um dos principais desafios no tratamento do cancro, como o cancro da mama. O estudo teve como objetivo preparar a cisplatina nanoniosomada e examinar a sua eficácia no cancro da mama em ambiente in vitro. Nanopartículas de niosomas contendo cisplatina foram preparadas pela técnica de evaporação em fase reversa. As nanopartículas foram caracterizadas por microscopia eletrónica de varrimento (SEM), espetrofotometria e ensaio MTT. O tamanho e o potencial zeta do fármaco foram estimados em 489,3 ± 23,66 nm e 23,4 ± 2,1 mV, respetivamente. A eficiência de encapsulação e carga do fármaco foi de 99,24 ± 1,3 e 10,3 ± 1,1, respetivamente. O estudo de libertação do fármaco confirmou a capacidade de retenção adequada das partículas. As nanopartículas também aumentaram os efeitos citotóxicos da cisplatina em 1,5 vezes em comparação com o fármaco padrão. Os resultados do estudo sugerem que as nanopartículas de niosomas são um veículo adequado para a administração de cisplatina à linha celular de cancro da mama BT-20.

Palavras-chave: Cancro da mama, Cisplatina, Nanopartículas de niosomas, MTT, Citotoxicidade

Introdução

O cancro da mama é a doença maligna diagnosticada mais comum e a principal causa de morte relacionada com o cancro entre as mulheres no mundo [94]. Embora se tenham conseguido avanços intensivos na quimioterapia do cancro da mama, as taxas de mortalidade da doença mantiveram-se praticamente inalteradas nas últimas três décadas [98]. A resposta primária aos quimioterápicos e a resistência subsequente, como a recidiva e a disseminação metastática para órgãos essenciais como os pulmões, o fígado e os ossos, têm sido consideradas o principal fracasso da quimioterapia [99]. A utilização de materiais nanotecnológicos para a administração de quimioterápicos é uma abordagem promissora, uma vez que aumenta a penetração dos fármacos no tumor, melhora a sua orientação e, simultaneamente, diminui os efeitos secundários dos fármacos [100].

A cisplatina é um agente quimioterapêutico amplamente utilizado contra vários tipos de doenças malignas, incluindo o cancro da mama [101]. O fármaco afecta as células cancerosas através da ligação à molécula de ADN e, consequentemente, da indução de apoptose e necrose [102]. No entanto, a utilização da cisplatina está associada a vários efeitos secundários, como a nefrotoxicidade e a neurotoxicidade [103].

Os niosomas são vesículas de surfactantes não iónicos, considerados como transportadores para a administração de medicamentos. Têm a capacidade de atingir diretamente as células tumorais. Por conseguinte, aumentam a eficácia e, simultaneamente, diminuem os efeitos secundários. Além disso, são capazes de encapsular os fármacos lipofílicos e anfifílicos. Os transportadores à escala nanométrica são utilizados para a administração de fármacos, uma vez que podem penetrar nas barreiras biológicas, conservar os fármacos e libertar fármacos de forma favorável [104].

Neste caso, preparámos nanopartículas niosomais peguiladas carregadas com cisplatina através da técnica de hidratação por película fina. O polietilenoglicol (PEG) foi utilizado porque melhora a estabilidade das partículas [105]. As nanopartículas contendo fármaco foram avaliadas por microscopia ótica e microscopia eletrónica de varrimento (SEM). Além disso, foram caracterizadas em termos de tamanho, potencial zeta, carga do fármaco e eficiência de encapsulamento e capacidade de retenção do fármaco. Em seguida, a eficácia dos nanomedicamentos como efeitos de citotoxicidade na linha celular de cancro da mama BT-20 foi avaliada pelo ensaio MTT.

Materiais e métodos:

Materiais

O Span60 e o colesterol foram fornecidos pela Sigma Company (EUA). O polietilenoglicol 3350 e a cisplatina foram adquiridos à Kimyagaran Emrooz Chemical Ind. (Irão) e à koCak Farma Company (Turquia), respetivamente. A linha celular de cancro da mama humano BT-20 foi fornecida pelo banco de células do Instituto Pasteur do Irão. Durante o estudo, foi utilizada água destilada. Todos os materiais eram de qualidade analítica.

Preparação de nanopartículas de niosomas contendo cisplatina

Os niosomas contendo cisplatina foram preparados pela técnica de hidratação de película fina. Resumidamente, o Span 60, o colesterol e o PEG foram dissolvidos em etanol a 96%. O solvente foi evaporado utilizando um evaporador rotativo (Heidolph, Alemanha) a 90 rpm e a 45 °C. A película fina formada no fundo do balão de fundo redondo foi então hidratada com tampão fosfato salino (PBS, pH 7,4) contendo cisplatina (1 mg/ml) e agitada (150 rpm, 30 min). A concentração final de Span, Colesterol, PEG e Cisplatina foi calculada em 7, 4, 1 e 3,3 mM, respetivamente. Para obter partículas mais pequenas e mais homogeneizadas, estas foram submetidas a ultra-sons utilizando um banho de ultra-sons (60 HZ. Bandelin Sonorex Digitec) durante 10 min. As nanopartículas em branco foram preparadas com o método acima referido sem o fármaco.

Medição do tamanho e do potencial zeta das nanopartículas

O tamanho e o potencial zeta das nanopartículas foram calculados utilizando o Zetasizer (Nano ZS3600, Malvern Instruments, Reino Unido). Resumidamente, a suspensão de nanopartículas foi diluída e a absorção foi estimada em 630 nm por espetrofotómetro. A suspensão foi então introduzida no Zetasizer.

Avaliação morfológica das nanopartículas

O tamanho, a forma e a provável cristalização das nanopartículas niosomais construídas foram avaliados através de microscopia ótica (Nikon, Tóquio, Japão). De seguida, foram liofilizadas (Edwards High Vacuum, Manor Royal, Crawley, Sussex, Inglaterra) e avaliadas por microscopia SEM (KYKY-EM3200, China).

Carga de fármaco e eficiência de encapsulamento

Para o efeito, a suspensão de nanopartículas contendo fármaco foi centrifugada (21000 rpm, 30 min e 4° C) e o sobrenadante foi obtido. A concentração de fármaco no sobrenadante foi calculada utilizando uma curva padrão a 320 nm por espetrofotómetro e, em seguida, a carga de fármaco e a eficiência de encapsulamento foram estimadas pelas seguintes fórmulas:

$$\text{Encapsulation efficiency (\%)} = \frac{\text{Initial drug - drug in supernatant}}{\text{Initial drug}} \times 100$$

$$\text{Loading efficiency (\%)} = \frac{\text{Drug in nanodrug (mg)}}{\text{Nanodrug (mg)}} \times 100$$

Libertação de fármacos a partir de nanopartículas

Para estimar a capacidade de retenção de fármacos das nanopartículas, o sedimento de nanomedicamentos foi obtido através do processo de centrifugação (21000 rpm, 30 min, 4°C). O sedimento de nanofármaco contendo 2 mg de cisplatina foi ressuspenso em PBS fresco e vertido num saco de diálise (Cut off; 12000 Da Sigma), imerso em 50 ml de PBS (pH 7,4) e agitado (100 rpm, 37°C). A intervalos de tempo pré-determinados, foram retirados 2 ml de amostras e substituídos por uma nova amostra. A taxa de libertação cumulativa do fármaco foi estimada e a curva relativa foi traçada.

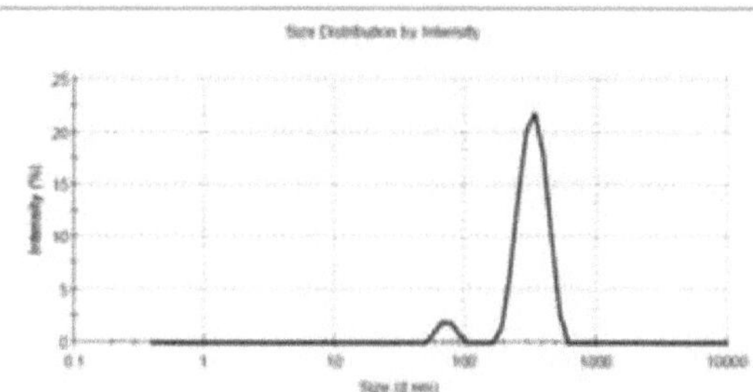

***Fig. 11**. Tamanho das nano partículas*

Efeitos citotóxicos de nanopartículas niosomais contendo cisplatina

O ensaio MTT foi utilizado para avaliar os efeitos de citotoxicidade das nanopartículas niosomais carregadas com cisplatina. Resumidamente, a linha celular BT-20 foi cultivada em meio de cultura RPMI 1640 contendo 10% de soro bovino fetal (FBS) suplementado com antibióticos estreptomicina/penicilina na concentração de 0,1 e 0,06 mg/ml, respetivamente. As células foram cultivadas a 37°C numa incubadora humidificada com 5% de CO2. Quando a confluência atingiu 80%, as células foram tripsinizadas e cultivadas numa placa de 96 poços a uma densidade de 10^4 por poço. Após 24 h, o meio de cultura foi substituído por um que continha cisplatina na forma padrão ou encapsulada. Após 48 h de incubação, a solução de MTT (0,5 mg/ml) foi substituída pelo meio de cultura e deixada em repouso durante 3 h. O MTT foi retirado e foi adicionado isopropanol para dissolver os cristais de formazan. A absorvância dos cristais de formazan violeta dissolvidos foi lida a 570 nm, utilizando o dispositivo ELISA Reader (BioTek Instruments, VT, EUA). A viabilidade celular foi calculada pela fórmula seguinte.

$$\text{Cell viability}(\%) = \frac{\text{Sample absorbance}}{\text{Control absorbance}} \times 100$$

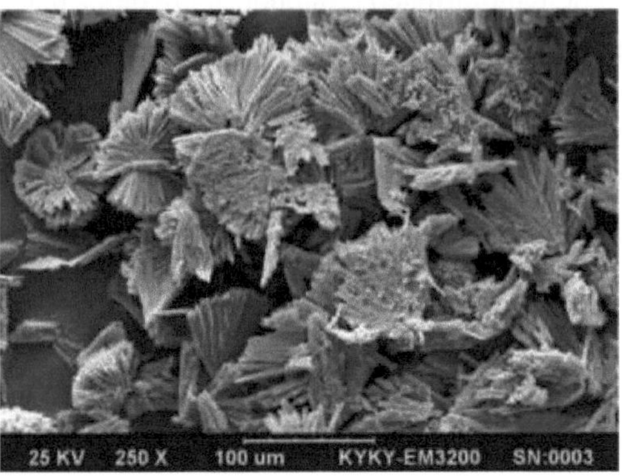

Fig. 12. Imagem SEM de nanopartículas niosomais carregadas com cisplatina

Análise estatística

O software SPSS versão 19 foi utilizado para analisar os dados. Valores de $p < 0,05$ foram considerados significativos.

Resultados

Caracterização de nanopartículas

O tamanho e o potencial zeta das nanopartículas contendo o fármaco foram estimados em 489,3 ± 23,66 nm (figura 11) e -23,4 ± 2,1 mV, respetivamente.

Avaliação morfológica

Além disso, não se registou cristalização na suspensão de nanopartículas contendo cisplatina. A avaliação por SEM também mostrou formas cristalinas das partículas. (Figura 12).

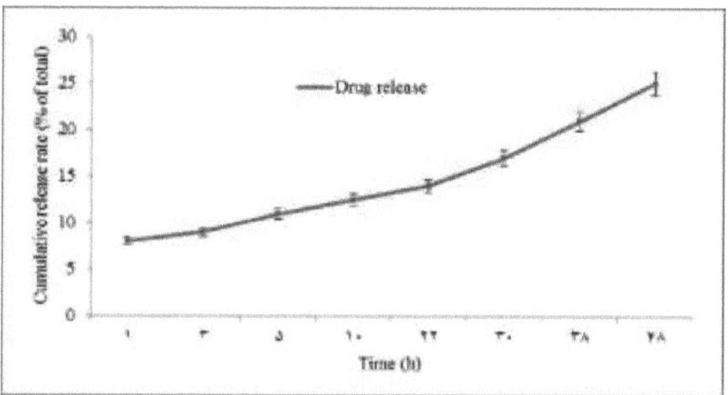

Fig. 13. Libertação de cisplatina da nanopartícula niosomal peguilada versus tempo

Encapsulamento da cisplatina e eficiência de carga

O cálculo da concentração do fármaco no sobrenadante permite estimar a eficiência de encapsulamento e de carregamento da cisplatina, que foi de 41±2 e 2,3±0,15 por cento, respetivamente.

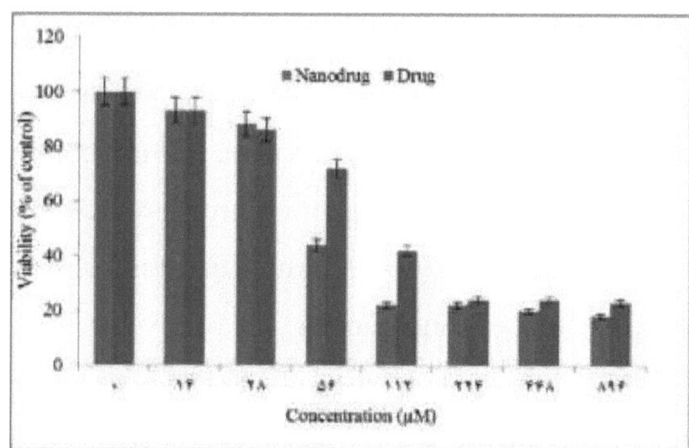

Fig. 14. Efeitos citotóxicos da cisplatina nanossomal e da cisplatina livre nas linhas celulares de carcinoma da mama humano BT-20. Os resultados são expressos como valores médios±5% obtidos em três experiências independentes

Libertação de fármacos a partir de nanopartículas

Os resultados da libertação do fármaco das nanopartículas mostraram um padrão de libertação sustentada. No entanto, foi observada uma libertação explosiva na primeira hora de estudo, em que 32% da libertação total ocorreu nesse período. No entanto, no final do estudo, 25% do fármaco encapsulado foi libertado após 48 horas (Figura 13).

Efeitos citotóxicos de nanopartículas niosomais contendo cisplatina

Os resultados do MTT mostraram a citotoxicidade dependente da dose da cisplatina padrão e encapsulada. No entanto, os efeitos de citotoxicidade foram muito maiores quando o fármaco foi encapsulado em nanopartículas (Figura 14). Os valores de IC50 para o fármaco nanométrico e o fármaco padrão foram estimados em 92 e 135 μM, respetivamente. Por outras palavras, a nanopartícula aumentou a citotoxicidade do fármaco em 65%.

Discussão

A quimioterapia é um dos pilares do tratamento de vários tipos de cancro. No entanto, tem enfrentado muitos desafios, como a fraca seletividade tumoral e a resistência a múltiplos fármacos (MDR). A administração de fármacos através de materiais nanotecnológicos permitiu uma nova abordagem para resolver as deficiências [106]. As nanopartículas de niosomas são consideradas um sistema de administração de fármacos promissor, uma vez que podem atuar como reservatório de fármacos e controlar a libertação de fármacos através da alteração das suas composições [107]. Existem várias formulações de quimioterápicos contendo niosomas na literatura [108-110]. Rajput et al. forneceram um niosoma de ouro multilamelar sensível ao pH contendo Akt-siRNA e timoquinona e avaliaram a sua eficácia contra células de cancro da mama MCF7 resistentes ao tamoxifeno e com sobreexpressão de Akt. Os resultados do estudo mostraram a capacidade eficaz da formulação para desativar a Akt e, assim, sensibilizar as células para a timoquinona [111]. Noutro estudo, a N-lauryl glucosamine (NLG) foi utilizada como ligando de orientação para nanopartículas niosomais carregadas de doxorrubicina. O tamanho das partículas e a eficiência de aprisionamento foram calculados em 150 nm e 90%, respetivamente. O estudo de farmacocinética in vivo demonstrou que as nanopartículas direccionadas têm um longo tempo de circulação com uma biodisponibilidade melhorada, o que reduziu significativamente a depuração e o volume de distribuição em comparação com a solução de doxorrubicina e os niosomas não direccionados [112-119]. A administração de medicamentos é recomendada na biotecnologia farmacêutica. Neste domínio, os nanocarreadores podem apresentar resultados promissores. As nanopartículas niosomais são um dos potenciais nanocarreadores [113]. Mujoriya R et al. estudaram uma formulação niosomal direccionada para a administração de cetoprofeno. Os resultados do estudo mostraram que a administração orientada do medicamento não só aumenta a eficácia como também diminui os efeitos adversos do cetoprofeno. De acordo com os resultados, concluíram que as vesículas niosomais poderiam ser recrutadas como um sistema de administração adequado [105]. Noutro estudo, Srinivas et al. estudaram a preparação e as propriedades físico-químicas de niosomas contendo aceclofenac. O aceclofenac é um medicamento com fracas propriedades cicatrizantes e meia-vida biológica curta. O objetivo do seu estudo foi a produção e também o aumento da eficiência de uma formulação de aceclofenac, para melhorar a sua biodisponibilidade. Neste estudo, foi avaliado o efeito de diferentes compostos, como o tensioativo não iónico e o colesterol, na eficiência de encapsulação, no tamanho das nanopartículas e na libertação do fármaco. Os resultados indicaram que, na presença destes tensioactivos, a taxa de libertação do fármaco aumentou em todas as formulações e, ao aumentar a concentração de tensioativo, a eficiência da retenção do fármaco também aumentou [77]. Neste estudo, foi possível carregar com êxito a cisplatina em nanopartículas niosomais. A citotoxicidade do fármaco cisplatina livre e da sua formulação niosomal na linha celular do carcinoma da mama humano foi avaliada pelo método MTT e as propriedades físico-químicas das nanopartículas produzidas foram examinadas.

As nanopartículas produzidas nesta investigação eram de boa qualidade em termos de tamanho e potencial zeta. Além disso, em termos de citotoxicidade, o fármaco produzido apresentou um IC50 inferior ao do fármaco livre. A razão para o seu melhor desempenho pode estar relacionada com o papel do nanocarreador niosomal no aumento da semi-vida do fármaco na corrente sanguínea e também com o seu papel protetor. Embora a carga tenha sido baixa neste estudo, uma vez que as nanopartículas foram preparadas na presença de polietilenoglicol, têm o potencial de permanecerem ocultas. Isto permite-lhes permanecer mais tempo na corrente sanguínea e, consequentemente, aumentar a eficácia do fármaco [78].

Para estudar o padrão de libertação do fármaco, foi utilizado o método de tubo de diálise. O processo de libertação das nanopartículas contendo cisplatina incluiu uma difusão rápida na fase inicial e, em seguida, a fase de difusão tornou-se mais lenta. De acordo com os resultados obtidos, pode sugerir-se que a maior parte da libertação do fármaco ocorreu nas primeiras 4 horas.

No entanto, são necessários mais estudos para produzir uma melhor nanopartícula contendo cisplatina que tenha a carga e a eficiência máximas, para que possa ser utilizada como um melhor candidato no tratamento do cancro da mama ou de outros cancros. A este respeito, recomenda-se a utilização de ligandos de folato, dextrano ou anticorpos monoclonais.

Agradecimentos

Este trabalho faz parte da tese de mestrado que foi realizada no departamento de nanobiotecnologia piloto do Instituto Pasteur do Irão, que por este meio agradece a todos os colegas.

Conflito de interesses

Os autores declaram não ter qualquer conflito de interesses.

Investigação das características da carboplatina carregada em nanopartículas lipossomais peguiladas na linha celular de glioma de rato C6

Resumo

O cancro do cérebro é um problema grave que ameaça a vida em todo o mundo. A quimioterapia do cancro do cérebro tem dois objectivos: a prevenção da duplicação irregular das células e a indução da apoptose nas células tumorais. A carboplatina é um agente quimioterapêutico seletivo para o cancro do cérebro. O objetivo do estudo foi encapsular a carboplatina em nanopartículas lipossomais peguiladas e avaliar a sua eficácia contra o cancro do cérebro em ambiente in vitro. As nanopartículas foram preparadas utilizando a técnica de evaporação em fase reversa e caracterizadas por dispersão dinâmica da luz (DLS), microscopia ótica, espetrofotometria, saco de diálise e ensaio MTT. Formaram-se vesículas unilamelares (ULVs) com o tamanho e o potencial zeta de 497,3±20,5 nm e -26,4±1,4 mV, respetivamente. A carga de fármaco e a eficiência de encapsulação foram de 3,2% ± 0,15 e 74,07% ± 2,5, respetivamente. O estudo de libertação do fármaco confirmou o poder das nanopartículas para reter o fármaco com uma libertação de 71,8%±4,3 num período de 48 h. Além disso, as nanopartículas aumentaram a citotoxicidade da carboplatina em 64% contra a linha celular C6 de cancro do cérebro. Os resultados do estudo sugerem que as nanopartículas de lipossomas podem ser utilizadas como transportador adequado para a administração de carboplatina à linha celular C6 de glioma de rato.

Palavras-chave: Cancro do cérebro, Carboplatina, Nanopartículas de lipossomas, DLS, Membrana de diálise.

Introdução

O cancro do cérebro, com um rácio de propagação de 3,5 por 100 000 pessoas no mundo, ameaça seriamente a saúde humana devido ao seu rápido crescimento e mau prognóstico [106]. O glioma, o tumor cerebral primário mais comum, constitui 29% de todos os tumores primários do cérebro e do SNC e 80% dos tumores cerebrais malignos [107]. A sobrevivência média dos doentes com glioblastoma é de 14,6 meses, tendo em conta as várias opções de tratamento, incluindo a cirurgia, a radioterapia e a quimioterapia [108]. A barreira hemato-encefálica é o principal obstáculo à administração de medicamentos em tumores cerebrais [109].

No entanto, foi utilizada uma série de estratégias para ultrapassar esta barreira, incluindo nanopartículas contendo fármacos [110]. Muitos investigadores aplicaram frequentemente nanopartículas de lipossomas neste contexto [122-124]. Estas nanopartículas aumentaram a eficácia dos fármacos e, simultaneamente, reduziram os efeitos secundários [124]. Além disso, a adaptabilidade dos lipossomas, a sua capacidade de proteger eficazmente os agentes encapsulados na circulação sanguínea e a simplicidade da modificação da superfície tornaram as nanopartículas de lipossomas distintas de outros sistemas de administração de fármacos nanoparticulados [125]. A carboplatina é um agente quimioterapêutico utilizado no tratamento do cancro do cérebro [125,113]. Os efeitos citotóxicos do fármaco são exercidos através da ligação à molécula de ADN e da geração de ligações cruzadas entre cadeias [71]. No entanto, vários efeitos secundários do fármaco, como a mielossupressão, restringiram a dose recomendada [59].

Neste caso, encapsulámos a carboplatina em nanopartículas lipossómicas peguiladas através da técnica de evaporação em fase inversa. O polietilenoglicol (PEG) foi utilizado devido ao seu efeito na melhoria da estabilidade [60]. As nanopartículas foram caracterizadas em termos de tamanho, potencial zeta, carga do fármaco e eficiência de encapsulamento e capacidade de retenção do fármaco. Além disso, as nanopartículas lipossómicas carregadas com carboplatina foram observadas por microscopia ótica. Em seguida, os efeitos citotóxicos das nanopartículas foram avaliados em ambiente in vitro na linha celular de cancro do cérebro C6.

Materiais e métodos

Materiais

A carboplatina foi adquirida à Shanghai Luke Chemical Co., Ltd. (China). O colesterol e o etanol foram preparados a partir da Merck (Alemanha). A Kimyagaran Emrooz Chemical Ind. (Irão) forneceu o polietilenoglicol 6000 (PEG6000). A Sigma Company (EUA) forneceu a lecitina e o MTT. A linha celular de glioma de rato C6 foi fornecida pelo banco nacional de células do Irão (Instituto Pasteur do Irão). Todos os materiais eram de qualidade analítica. Durante todo o estudo, foi utilizada água destilada.

Preparação de nanopartículas com fármaco

As nanopartículas foram preparadas pela técnica de evaporação em fase inversa. A lecitina, o colesterol, a carboplatina e o polietilenoglicol foram dissolvidos em etanol a 96% na proporção molar de 10, 7, 1 e 1. O solvente foi então removido utilizando um instrumento de evaporação rotativa (Heidolph, Alemanha) a 37° C e 130 rpm. Em seguida, adicionou-se tampão fosfato salino (PBS, pH 7,4) à película fina formada no fundo do balão de fundo redondo. A concentração final de lecitina, colesterol, PEG e carboplatina foi de 13, 9, 1 e 1 mM, respetivamente. As nanopartículas foram sonicadas com um sonicador de sonda (50. W, Bandelin Sonopuls HD 2070, Bandelin Elec., Alemanha) durante 3 min. As nanopartículas em branco foram preparadas com a mesma técnica, sem adição do fármaco.

Caracterização de nanopartículas

O tamanho e o potencial zeta das nanopartículas foram determinados pelo instrumento Zetasizer (Nano ZS3600, Malvern Instruments, Reino Unido). Para este efeito, a suspensão de nanopartículas foi diluída em PBS e a sua absorvância foi estimada em 630 nm, seguida de análise no instrumento Zetasizer.

Carga de fármaco e eficiência de encapsulamento

A carga de fármaco e a eficiência de encapsulação foram determinadas pelo método de espetrofotometria. A suspensão de nanopartículas foi centrifugada (21000 rpm, 4oC e 30 min) e a quantidade de fármaco no sobrenadante foi estimada de acordo com a curva padrão a 220 nm. A carga de fármaco e a eficiência de encapsulação foram calculadas de acordo com as fórmulas abaixo:

$$\text{Drug loading efficiency (\%)} = \frac{\text{The amount of drug into nanoparticle}\left(\frac{\text{mg}}{\text{ml}}\right)}{\text{Weight of nanoparticle}\left(\frac{\text{mg}}{\text{ml}}\right)} \times 100$$

$$\text{Drug encapsulation efficiency (\%)} = \frac{\text{Initial drug concentration}\left(\frac{\text{mg}}{\text{ml}}\right) - \text{supernatant drug concentration}\left(\frac{\text{mg}}{\text{ml}}\right)}{\text{Initial drug concentration}\left(\frac{\text{mg}}{\text{ml}}\right)} \times 100$$

Avaliação de nanopartículas por microscopia ótica

As nanopartículas lipossómicas contendo carboplatina foram avaliadas quanto ao tamanho, forma e provável cristalização utilizando microscopia ótica (Nikon, Tóquio, Japão).

Estudo de libertação de fármacos

A experiência foi realizada utilizando a técnica de membrana de diálise. Resumidamente, o sedimento de nanopartículas carregadas com o fármaco foi preparado pelo processo de centrifugação, como mencionado anteriormente.

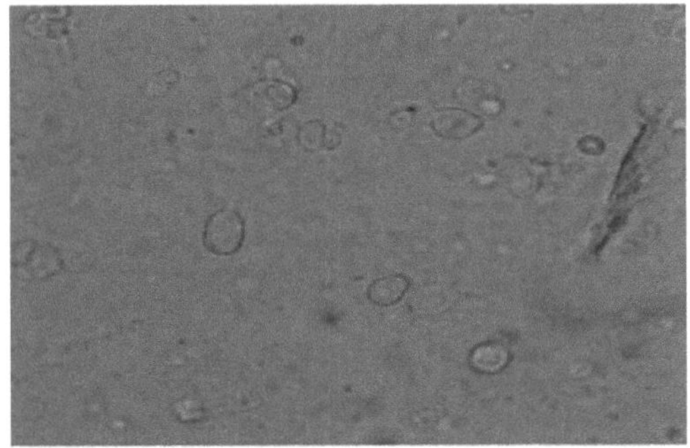

Fig. 15. Microscopia de luz de nanopartículas lipossómicas peguiladas carregadas com carboplatina

O sedimento foi ressuspenso em 5 ml de PBS fresco e com o medicamento padrão foi vertido em dois tubos de diálise separados (Sigma, corte de 10000 Da) e mergulhado em PBS e agitado (50 ml, 150 rpm). Foram retirados 2 ml de tampão nos intervalos de tempo pré-determinados e substituídos por 2 ml de PBS fresco. A quantidade de fármaco libertado no PBS foi calculada utilizando a técnica de espetrofotometria.

Investigação da citotoxicidade

A linha de células C6 foi cultivada em atmosfera humidificada contendo 5% de CO2 em cultura de células RPMI-1640 suplementada com 10% de soro fetal bovino (FBS), antibióticos penicilina/estreptomicina (0,1 e 0,06 mg/ml, respetivamente) à densidade de 10^4 por cada poço de placas de 96 poços. Após 24 h, a cultura de células foi removida e

A carboplatina na forma de padrão ou encapsulada em nanopartículas, nas mesmas concentrações, foi adicionada aos poços. Após 24 h de incubação, o meio foi removido e a solução de MTT (0,5 mg/ml de PBS) foi adicionada a cada poço e incubada durante 3 h. Os cristais de formazan formados foram dissolvidos em isopropanol a 100% e a absorvância foi lida a 540 nm utilizando um espetrofotómetro de varrimento de microplacas (leitor ELISA, Organon Teknika, Países Baixos). A viabilidade celular foi avaliada pela seguinte fórmula

$$\%\,\text{Cell Viability} = \frac{\text{Abs}_{\text{Sample}}}{\text{Abs}_{\text{Control}}} \times 100$$

Além disso, a meia concentração inibitória máxima (IC_{50}) foi calculada utilizando o programa Pharm.

Análise estatística

Para a análise estatística, foi utilizado o software SPSS versão 18 e os valores de $P < 0,05$ foram considerados significativos.

Resultados

Caracterização de nanopartículas

O tamanho e o potencial zeta das nanopartículas carregadas com o fármaco foram calculados em 497,3 ± 20,5 nm e -26,4 ± 1,4 mV, respetivamente.

Carga de fármaco e eficiência de encapsulamento

Os resultados da eficiência de encapsulação e carga foram estimados em 74,04±2,5 e 3,2±0,15, respetivamente. Por outras palavras, 74% do fármaco utilizado ficou associado às nanopartículas e a carboplatina representa 3,2% do peso do fármaco.

Avaliação de nanopartículas por microscopia ótica

A avaliação da formulação por microscopia ótica confirmou a preparação de nanopartículas. Eram vesículas unilamelares (ULVs) com formas esféricas a elipsóides, dispersas pela matriz (Fig.15). Além disso, as nanopartículas foram encontradas sem cristalização.

Libertação de fármacos

Os resultados da libertação do fármaco demonstraram um padrão de libertação sustentada. Em relação ao nanofármaco, a curva de libertação iniciou-se com uma libertação explosiva (30% do fármaco encapsulado), seguida de uma ligeira inclinação ascendente com uma libertação máxima de 16,6% após 48 h. Em contrapartida, o fármaco padrão apresentou um padrão de libertação mais rápido, em que 51% do fármaco padrão foi encontrado no PBS (Fig.16)

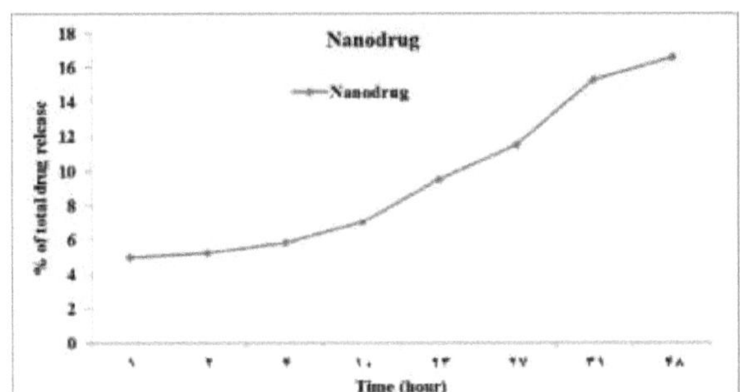

Fig. 16. *Padrão de libertação de carboplatina na forma padrão e encapsulada. Os resultados foram expressos como valores médios ± 5%*

Efeitos citotóxicos de fármacos e nanofármacos

Independentemente da forma padrão ou encapsulada, os efeitos de citotoxicidade foram consistentes com a concentração de carboplatina. No entanto, estes efeitos intensificam-se com o fármaco encapsulado (Fig.17).

Além disso, verificou-se que o IC_{50} do nanofármaco e do fármaco era de 102 e 150 μM, respetivamente. Por outras palavras, as nanopartículas lipossómicas aumentam a eficácia da carboplatina em 64%.

Discussão

Os sistemas de administração de fármacos a partir de nanopartículas têm merecido uma atenção considerável devido a duas características: o tamanho e a biodegradabilidade. As pequenas dimensões das nanopartículas tornam

As nanopartículas são capazes de penetrar nas células-alvo através de capilares minúsculos e a construção de nanopartículas com materiais biodegradáveis oferece a possibilidade de libertação do fármaco durante um período de vários dias ou mesmo semanas [81]. As propriedades adequadas das nanopartículas confirmaram que a técnica de evaporação em fase inversa é um método adequado para a preparação de nanopartículas lipossómicas carregadas com carboplatina. O PEG foi utilizado no estudo devido à sua estabilidade adequada na circulação sanguínea, à solubilidade em água, à baixa imunogenicidade e antigenicidade e à sua capacidade de prolongar o período de libertação do fármaco [60]. Foram encontradas nanopartículas ULVs que podem resultar de efeitos de sonicação. O potencial zeta das nanopartículas está correlacionado com a estabilidade da suspensão [63]. O potencial zeta de - 26 mV confirmou a estabilidade adequada das partículas. Foram construídas várias formulações lipossómicas de carboplatina [61,118]. Zhang et al prepararam nanopartículas lipossómicas carregadas com carboplatina utilizando o método de hidratação por película fina [61]. As partículas preparadas tinham um tamanho de 82 nm. Foram utilizados materiais diferentes dos do nosso estudo. Aqui foi utilizada lecitina, ao passo que eles desenvolveram partículas utilizando fosfatidiletanolamina. Além disso, o peso molecular do PEG foi diferente nos dois estudos. A eficiência de encapsulação do fármaco igual a 74% confirmou a eficiência adequada da técnica. No estudo de Liu et al, este valor foi registado em 49% [118].

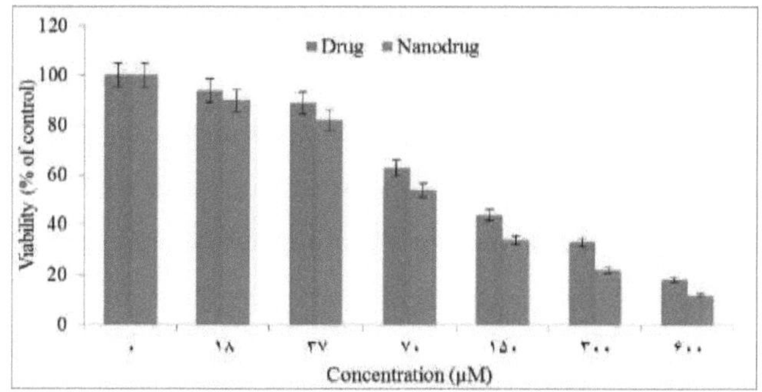

Fig. 17. Efeitos citotóxicos da carboplatina na forma padrão ou encapsulada em nanopartículas de lipossomas sobre a viabilidade da linha celular C6 de glioma de rato. Os resultados foram expressos como valores médios ± 5% de três experiências independentes.

A libertação de fármacos é um fator determinante nos sistemas de administração de fármacos [124]. Verificou-se aqui uma libertação sustentada de carboplatina a partir de nanopartículas. A libertação foi iniciada com uma libertação explosiva que indica a libertação do fármaco adsorvido das nanopartículas. Enquanto 16,6% do fármaco foi libertado após 48 horas, este valor foi de 51% para o fármaco padrão. O PEG na estrutura das nanopartículas pode melhorar a estabilidade e aumentar a possibilidade de administração do fármaco ao tumor [65]. Por conseguinte, a capacidade de retenção pode ser parcialmente resultante da presença de PEG na formulação. Além disso, o aumento da estabilidade das partículas melhora a eficácia do fármaco, aumentando a sua libertação para os tumores.

Os investigadores criaram várias nanopartículas com carboplatina [120-122]. Arshad et al utilizaram o poli (ácido lático-co-glicólico) (PLGA) como transportador de carboplatina e estudaram a eficácia das nanopartículas contendo o fármaco in vitro e in vivo [116-121]. Os autores demonstraram que as nanopartículas melhoraram significativamente os efeitos citotóxicos da carboplatina. Hamelers et al. também encapsularam a carboplatina numa formulação lipídica [118,69]. A formulação intensificou de forma robusta os efeitos citotóxicos do fármaco em três ordens de grandeza em comparação com o fármaco padrão. No presente estudo, as nanopartículas de lipossomas melhoram a atividade anticancerígena da carboplatina contra a linha celular de glioma de rato C6. Os efeitos de citotoxicidade foram diretamente associados às concentrações do fármaco. A nanodroga com o IC_{50} de 102 μM mostrou a citotoxicidade superior em comparação com a carboplatina padrão com IC_{50} de 150 μM. Este fenómeno deveu-se à libertação sustentada do fármaco a partir do nanocarreador. Tanto quanto sabemos, este é o primeiro estudo que avaliou a eficácia de nanopartículas lipossómicas carregadas com carboplatina na linha celular de glioma de rato C6. Em conclusão, as nanopartículas lipossómicas são um veículo adequado para a administração de carboplatina à linha celular C6 do glioma da ratazana.

Conclusão

A técnica de evaporação em fase inversa foi aprovada como técnica adequada para a preparação de nanopartículas lipossómicas carregadas com carboplatina. O tamanho, o potencial zeta, a carga de fármaco e a eficiência de encapsulamento e a capacidade de retenção de fármaco das nanopartículas contendo fármaco foram avaliados e foram considerados correctos. As partículas
eram ULVs. O estudo foi seguido de uma avaliação da eficácia dos nanofármacos na linha celular de glioma de ratazana C6, que demonstrou uma citotoxicidade superior dos nanofármacos em comparação com o medicamento padrão. Os resultados do estudo demonstraram que as nanopartículas lipossómicas peguiladas são um veículo

adequado para a administração de carboplatina à linha celular C6 do glioma da ratazana.

Contribuições dos co-autores

Mehdi Izadi e Reihaneh Asachi contribuíram para o desenvolvimento e caraterização das nanopartículas. Meysam Ebrahimifar e Azim Akbarzadeh conceberam o estudo. Hasan Ebrahimi Shahemabadi efectuou o ensaio MTT. Hemen Moradi-Sardareh efectuou a análise estatística. Faezeh Safdari e Leila Kanaani efectuaram o estudo de libertação.

Agradecimentos

Este trabalho foi apoiado financeiramente pelo Pilot Nanobiotechnology Department, Instituto Pasteur do Irão.

Conflito de interesses

Os autores declaram não ter qualquer conflito de interesses.

Preparação, caraterização e estudos citotóxicos de nanossomas contendo silibinina em células de carcinoma da mama humano T47D

Resumos:

Objetivo:

O cancro da mama é um dos tipos de cancro mais frequentes na população feminina. A silibinina é um composto de quimioterapia para o tratamento de pacientes com diagnóstico de cancro, como o cancro da mama. Os niosomas são biodegradáveis, biocompatíveis, seguros e eficazes para a administração de fármacos. Este estudo tem como objetivo preparar nanoniosoaml silibinin e avaliar a sua citotoxicidade contra a linha celular de cancro da mama T-47D.

Métodos:

Os niosomas foram preparados pelo método de evaporação em fase reversa. Para este efeito, uma certa quantidade de span20, silibinina, PEG-2000 e colesterol foram misturados em clorofórmio e metanol (1:2 v/v). A fase solvente foi evaporada por evaporador rotativo e a gelosefase restante foi hidratada em tampão fosfato salino. O tamanho médio, a distribuição do tamanho e o potencial zeta dos niosomas foram medidos pelo instrumento Zetasizer. Em seguida, as nanopartículas produtivas foram analisadas por SEM (microscopia eletrónica de varrimento). O padrão de libertação do fármaco foi avaliado pelo método de diálise e a citotoxicidade dos nanossomas contra a linha celular T-47D foi inspeccionada pelo ensaio MTT.

Resultados:

Nesta investigação, o tamanho das partículas, a distribuição do tamanho e o potencial zeta das nanopartículas niosomais foram medidos em 178,4 ± 5,4 nm, 0,38 ± 0,09 e -15,3 ± 1,3 mV, respetivamente. A quantidade de fármaco encapsulado e o nível de carga de fármaco foram determinados em 98,6 ± 2,7% e 22,3 ± 1,8%, respetivamente. A libertação do fármaco foi estimada em cerca de 18,6 ± 2,5% após 37 horas. O efeito citotóxico deste nanossoma na linha celular T47D ($P<0,05$) foi significativamente maior quando comparado com o fármaco livre.

Conclusão:

Os nossos resultados sugerem que os nanocarreadores niosomais de silibinina podem servir como uma nova formulação de medicamentos para a terapia do cancro da mama.

Palavras chave: Silibinina, Nanoniosoma, Cancro da mama, T-47D

Introdução

O quinto fator é o cancro da mama, que é a causa de morte das mulheres em todo o mundo. O cancro da mama é uma doença complexa e multifatorial, caracterizada por factores genéticos e ambientais. Entre os factores que aumentam o risco de cancro podemos citar a idade, o sexo, a história familiar, a obesidade, a alimentação, a raça, etc. Embora se conheçam muitos factores de risco para o cancro da mama, até à data ainda não se conhece uma etiologia precisa [125, 126]. Os métodos mais comuns de tratamento do cancro da mama incluem a cirurgia, a radioterapia, a quimioterapia e a terapia hormonal, etc. [127]. Embora os tratamentos de quimioterapia mais eficazes para o cancro sejam os efeitos tóxicos da quimioterapia, podem causar efeitos secundários, incluindo danos no fígado e nos rins, imunossupressores, vómitos, queda de cabelo, etc. No entanto, os danos causados aos tecidos normais pelos medicamentos contra os tumores constituem as limitações mais importantes para as pessoas com cancro da mama [12, 129]. Os sistemas de administração de fármacos têm como objetivo reduzir a toxicidade e melhorar a dose terapêutica, o que não tem efeito terapêutico [130]. Os niosomas são vesículas de tensioactivos não-iónicos formadas pela combinação de tensioactivos não-iónicos da classe dos éteres de alquilo ou dialquilpoliglicerol com colesterol. Também pode ser utilizado como veículo para fármacos pouco absorvíveis para conceber o novo sistema de administração de fármacos. A silibinina é o principal flavonoide polifenólico extraído do cardo mariano, Silybum marianum, e tem uma vasta gama de efeitos farmacológicos. Estudos sugeriram que a silibinina tem efeitos antiproliferativos e anticarcinogénicos em várias linhas de células cancerosas [131-135]. Isto mostra que a silibinina é um medicamento potencial para tratar doenças relacionadas com diferentes tipos de cancro. No entanto, a sua eficácia tem sido extremamente limitada devido à sua fraca solubilidade aquosa [136]. Assim, é necessária uma grande quantidade de silibinina para obter uma dose terapêutica. Para ultrapassar este problema, foram desenvolvidos vários sistemas de administração para melhorar a sua solubilidade e, consequentemente, a biodisponibilidade. Por exemplo, as formulações que utilizam nanopartículas lipídicas sólidas furtivas [137], micelas mistas [138], microemulsão [139], nanossuspensões [140], nanopartículas de sílica porosa [141], lipossomas [142] e matrizes de nano/micro-hidrogel [143] como transportadores de fármacos têm sido amplamente utilizadas para melhorar a biodisponibilidade da silibinina, um fármaco pouco solúvel em água.

Foram utilizados diferentes nano-transportadores para a administração de silibinina, mas os investigadores ainda não conseguiram produzir uma formulação adequada de silibinina nanoniosoaml. Nesta investigação, a silibinina nano niosoaml foi optimizada e os seus efeitos tóxicos foram avaliados na linha celular do cancro da mama.

Materiais e métodos

A silibinina, o span 20, o colesterol, o polietilenoglicol 2000 (PEG-2000) e o MTT (0,5 mg/ml) foram obtidos da empresa Sigma. O meio de cultura RPMI-1640 foi adquirido à Invitrogen (Invitrogen, EUA). A linha celular T-47D foi fornecida pelo Instituto Pasteur do Irão.

Preparação de niosomas

Os nisomas foram preparados pelo método de evaporação em fase inversa. Span 20, PEG-2000, colesterol e silibinina (400:55:50:100 mg) foram dissolvidos em 20 ml de solvente clorofórmio e metanol (1:2 v/v) (300 rpm, 3h, temperatura ambiente) para obter uma suspensão transparente e uniforme. Em seguida, a fase solvente da solução resultante foi removida utilizando um evaporador rotativo (Heidolph, Alemanha, 90 rpm, 1 h, 50° C) e depois seca sob azoto gasoso. Depois disso, foram adicionados 20 ml de tampão fosfato (pH 7,4, 20 mM) à fase gelatinosa resultante e agitou-se (300 rpm, 3 h, temperatura ambiente). Foi também preparada uma formulação de controlo sem fármaco. Finalmente, a formulação foi submetida a ultra-sons (BandelinSonorexDigitec, 60 HZ) durante 5 minutos para reduzir o tamanho dos lipossomas e aumentar a homogeneidade [144].

Caracterização dos niosomas

O tamanho médio, a distribuição do tamanho e o potencial zeta das partículas foram determinados por Zetasizer (Nano ZS3600, Malvern Instruments, Reino Unido). A morfologia e a homogeneidade das NPs foram estudadas por microscópio eletrónico de varrimento (XL30, Philips, Países Baixos).

Estudo in vitro da libertação do fármaco

A libertação do fármaco foi determinada pelo método de diálise. Um ml de cada formulação (teste e controlo) foi vertido em sacos de diálise (corte: 8 kD, Sigma), colocado em 25 ml de tampão fosfato (pH 7,4, 20 mM) e agitado (100 rpm, 37 h, temperatura ambiente). Em intervalos de tempo pré-determinados, foram retirados 2 ml de tampão fosfato e substituídos por tampão fosfato fresco. Finalmente, as quantidades de silibinina libertada no tampão fosfato foram medidas por espetrofotómetro a 290 nm e a quantidade de fármaco libertado foi estimada por uma curva padrão.

Determinação da eficiência da encapsulação e da carga do fármaco

Para este efeito, 2 ml de fármaco niosomal (contém 10 mg de silibinina) e o respetivo controlo foram centrifugados a 16000 rpm durante 45 minutos a 15°C. O sobrenadante claro foi removido e o precipitado foi lavado três vezes com PBS para remover o fármaco não retido. O sobrenadante límpido foi removido e o precipitado foi lavado três vezes com PBS para remover o fármaco não retido. O precipitado foi então dissolvido em igual volume de triton X-100 (0,5%) e agitado durante 10 minutos. Após centrifugação, a densidade ótica da fase superior foi medida por espetrofotómetro (UV-160IPC, Shimadzu, Japão). A quantidade de fármaco não incorporado foi calculada pelas seguintes fórmulas e utilizando a curva padrão.

$$\text{Encapsulation (\%)} = \frac{\text{Amount of drug in carrier (mg/ml)}}{\text{Amount of drug fed initially (mg/ml)}} \times 100 \qquad \text{(Formula 7)}$$

$$\text{Loading efficiency (\%)} = \frac{\text{Amount of drug in nanoparticle (mg/ml)}}{\text{Weight of nanoparticle (mg/ml)}} \times 100 \qquad \text{(Formula 8)}$$

Para obter uma curva-padrão respeitada, foram preparadas várias diluições de silibinina e a sua densidade ótica foi medida a 290 nm de comprimento de onda e a densidade ótica em função da concentração foi representada utilizando o programa Excel.

Ensaio de citotoxicidade

O teste de viabilidade foi determinado pelo ensaio MTT na linha celular T-47D. As células foram cultivadas numa placa de 96 poços a uma densidade de 1×10^4 (10 000 células) e cultivadas com 5% de CO_2 a 37°C em meio de cultura RPMI-1640 contendo 10% de soro fetal bovino e 1% de antibióticos penicilina/estreptomicina. Deixou-se que se fixassem durante 24 horas. Após a remoção do sobrenadante, as células foram tratadas com silibinina livre e silibinina niosomal em diferentes concentrações, tendo a viabilidade sido avaliada durante 48 horas de incubação. A absorvância foi medida a 570 nm por um leitor Elisa (BioTek Instruments, VT, EUA). A quantidade IC50 foi determinada pelo pacote estatístico Pharm-PCS software (Springer Verlag, EUA).

Análise estatística

Os resultados são expressos como média ± desvio padrão (DP, n = 3). Os dados foram analisados estatisticamente por análise de variância unidirecional usando o software IBM Statistics SPSS versão 19, e a significância estatística foi estabelecida em $p < 0,05$.

Resultados

Caracterização dos niosomas

O tamanho, o índice de polidispersão (PDI) e o potencial zeta dos noisomas foram de 178,4 ±5,4 nm, 0,38±0,09 e -15,3±1,3 mV, respetivamente. A microscopia eletrónica de varrimento (SEM) indicou que as nanopartículas tinham uma forma cilíndrica e um padrão de dispersão mono (figura 18).

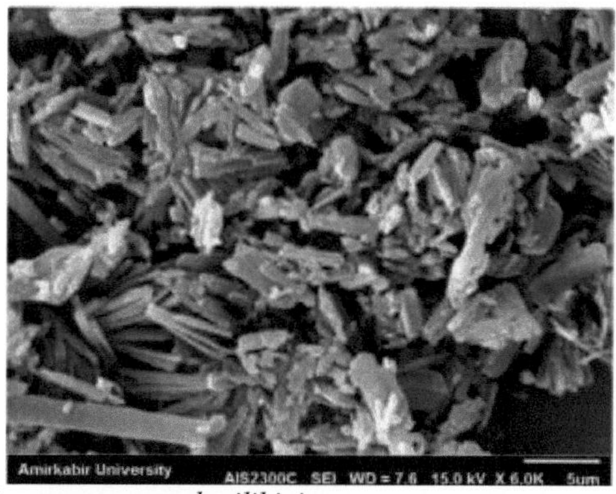

Fig. 18. Imagem SEM dos nanossomas de silibinina

Estudo in vitro da libertação do fármaco

A libertação de silibinina das visículas niosomais em tampão fosfato (pH 7,4, 20 mM) foi determinada em 2, 4, 6, 8, 19, 31 e 37 horas (Figura 19). Os nossos resultados indicaram que cerca de 18,6 ± 2,5 % do fármaco foi libertado durante 37 horas de incubação.

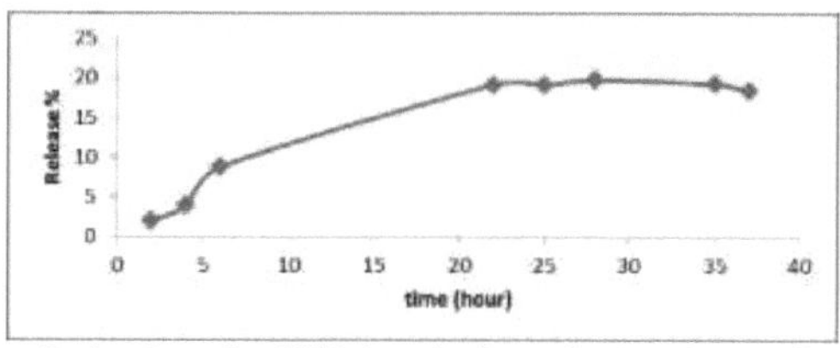

Fig. 19. Perfil de libertação in vitro de silibinina da formulação niosomal em tampão fosfato salino

Determinação da carga e encapsulamento do fármaco

A percentagem de encapsulação foi calculada de acordo com a curva padrão para a formulação do fármaco. Utilizando as duas fórmulas, a percentagem de encapsulação e a eficiência de carga foram de 98,6±2,7% e 22,3±1,8%, respetivamente.

Viabilidade in vitro

O teste de viabilidade in vitro da silibinina niosomal e do fármaco livre foi analisado pelo ensaio MTT em células T-47D. A meia concentração inibitória máxima (IC50) da silibinina niosomal e do fármaco livre para T-47D está ilustrada na Figura 20. Foi demonstrado que tanto o fármaco livre como a silibinina PEG-niosomal apresentaram uma clara citotoxicidade dependente da dose contra esta linha celular, mas a eficácia do fármaco niosoaml contra as células tumorais foi melhor do que a do fármaco livre.

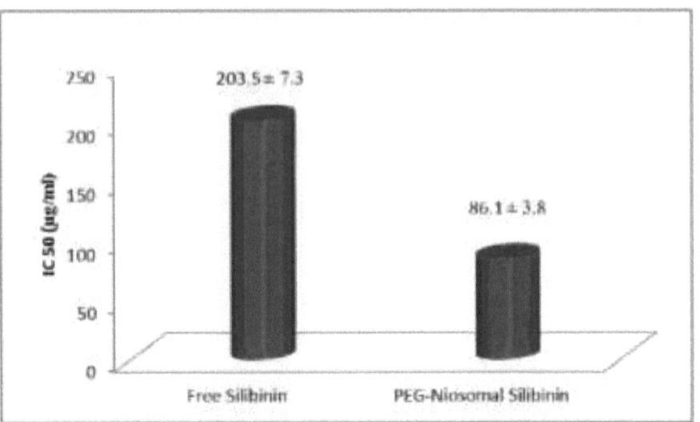

Fig. 20. O IC50 da silibinina livre de Niosomaland para a linha celular T-47D durante 48h de incubação.

Todos os dados foram apresentados como média ± DP (n = 3)

Discussão

Nesta investigação, a silibinina niosomal foi conduzida para otimizar e avaliar os efeitos tóxicos dos nano-niosomas de silibinina na linha celular do cancro da mama. Os resultados da investigação mostraram um aumento dos efeitos citotóxicos da silibinina carregada nos niosomas em comparação com a forma livre de silibinina. No entanto, as técnicas de síntese de nanossomas revelaram-se benéficas para melhorar a ação do fármaco no local-alvo [140,146]. A administração de nanofármacos foi comprovada num estudo realizado em 2001 por Fang e Et al. Estes carregaram o fármaco Anozation no niosoma e, na presença de colesterol, aumentaram as características positivas do fármaco [141]. Neste estudo, a silibinina niosomal peguilada foi preparada com alta eficiência de aprisionamento e carregamento. As experiências foram efectuadas em triplicado. Os resultados mostraram que o ensaio tinha validade e reprodutibilidade suficientes. Os resultados das medições do diâmetro das partículas utilizando o dispositivo zetasizer após o seu fabrico confirmaram o tamanho das partículas à escala nanométrica [142]. Os papéis de vários fármacos com formulações nanoniosomais foram avaliados em diferentes linhas celulares. Por exemplo, Mohamadzarei at al. (2013), investigaram os efeitos tóxicos do paclitaxel niosomal na linha celular do cancro da mama. A libertação do fármaco mostrou que a quantidade de paclitaxel libertada das nanopartículas (niosomas) no prazo de 48 horas era de cerca de 6 %. As suas investigações também mostraram que o efeito tóxico do paclitaxel nanoniosomal aumenta quando comparado com o paclitaxel (livre) [143].

Verificou-se que os niosomas têm uma elevada capacidade de retenção do fármaco, pelo que cerca de 18% do fármaco foi libertado após 37 horas. O estudo da libertação mostrou que o processo de libertação tem um estado estável sem efeito de explosão. É provável que a presença de polietilenoglicol tenha levado a um baixo nível de libertação 147]. Além disso, o tamanho é também um fator importante que determina a taxa de libertação, e as nanopartículas preparadas por este método tinham um tamanho adequado [148].

O efeito citotóxico das formulações de silibinina niosomal foi realizado através do ensaio MTT, no qual a formulação sem fármaco (controlo) não representou qualquer efeito citotóxico nas células T-47D. Os resultados indicaram que o IC50 mínimo da silibinina niosomal era inferior ao da silibinina livre. Este fenómeno parece dever-se ao efeito do PEG na maior estabilidade e na libertação mais lenta do fármaco da formulação niosomal. Além disso, o PEG aumenta a solubilidade do fármaco e a sua colisão com a célula-alvo.

Conclusão

Em conjunto, a nossa investigação confirma que a silibinina nanoniosomal tem mais efeitos citotóxicos do que a silibinina livre na linha celular da mama. Assim, esta formulação pode ser, no futuro, um candidato quimioterapêutico alternativo para o cancro da mama.

Agradecimentos

Este trabalho foi apoiado financeiramente pelo Pilot Nanobiotechnology Department, Instituto Pasteur do Irão.

Conflito de interesses

Os autores declaram que não existe qualquer conflito de interesses.

Referência:

1. Freitas Jr RA, Nanomedicina VI. Capacidades básicas. Landes Bioscience, Georgetown, TX. 1999.

2. Wagner V, Dullaart A, Bock A-K, Zweck A. The emerging nanomedicine landscape. Nature biotechnology. 2006 24:1211-7.

3. Freitas RA. O que é nanomedicina? Nanomedicina: Nanotecnologia, Biologia e

Medicina. 2005 1:2-9.

4. Coombs R, Robinson D. Nanotechnology in Medicine and the Biosciences, 1996. ISBN 2884490809.

5. NIO de Saúde. Roteiro Nacional para a Investigação Médica: Nanomedicine, Overview. Gabinete de Análise de Portfólio e Iniciativas Estratégicas dos EUA, Maryland, em: http://nihroadmap nih gov/nanomedicine, acedido. 2008 20.

6. Johnson VR. Nanotechnology, Environmental Risks, and Regulatory Options [Nanotecnologia, Riscos Ambientais e Opções Regulamentares]. Penn St L Rev. 2016 121:471.

7. Ranganathan R, Madanmohan S, Kesavan A, Baskar G, Krishnamoorthy YR, Santosham R, et al. Nanomedicina: rumo ao desenvolvimento de sistemas de administração de fármacos amigos do doente para aplicações oncológicas. Revista internacional de nanomedicina. 2012 7:1043.

8. Lavan DA, McGuire T, Langer R. Small-scale systems for in vivo drug delivery. Nature biotechnology. 2003 21:1184.

9. Cavalcanti A, Shirinzadeh B, Freitas Jr RA, Hogg T. Arquitetura de nanorrobôs para identificação de alvos médicos. Nanotecnologia. 2007 19:015103.

10. Boisseau P, Loubaton B. Nanomedicina, nanotecnologia na medicina. Comptes Rendus Physique. 2011 12:620-36.

11. Rao S, Tan A, Thomas N, Prestidge CA. Perspetiva e potencial da libertação oral baseada em lípidos para otimizar as terapias farmacológicas contra as doenças cardiovasculares. Jornal de Libertação Controlada. 2014 193:174-87.

12. Allen TM, Cullis PR. Drug delivery systems: entering the mainstream. Science. 2004 303:1818-22.

13. Walsh MD, Hanna SK, Sen J, Rawal S, Cabral CB, Yurkovetskiy AV, et al. Pharmacokinetics and antitumor efficacy of XMT-1001, a novel, polymeric topoisomerase I inhibitor, in mice bearing HT-29 human colon carcinoma xenografts. Clinical cancer research. 2012.

14. Chu KS, Hasan W, Rawal S, Walsh MD, Enlow EM, Luft JC, et al. Plasma, tumor e farmacocinética tecidular de Docetaxel entregue através de nanopartículas de

diferentes tamanhos e formas em ratinhos com xenoenxerto de carcinoma do ovário humano SKOV-3. Nanomedicina: Nanotecnologia, Biologia e Medicina. 2013 9:686-93.

15. Caron W, Song G, Kumar P, Rawal S, Zamboni W. Interpatient Pharmacokinetic and Pharmacodynamic Variability of Carrier-Mediated Anticancer Agents (Variabilidade Farmacocinética e Farmacodinâmica entre Pacientes de Agentes Anticancerígenos Mediados por Transportadores). Clinical Pharmacology & Therapeutics (Farmacologia Clínica e Terapêutica). 2012 91:802-12.

16. Bertrand N, Leroux J-C. O percurso de um portador de fármaco no organismo: uma perspetiva anatomo-fisiológica. Jornal de Libertação Controlada. 2012 161:152-63.

17. Schumacher CM, Herrmann IK, Bubenhofer SB, Gschwind S, Hirt AM, Beck Schimmer B, et al. Quantitative recovery of magnetic nanoparticles from flowing blood: trace analysis and the role of magnetization (Recuperação quantitativa de nanopartículas magnéticas do sangue corrente: análise de traços e o papel da magnetização). Materiais Funcionais Avançados. 2013 23:4888-96.

18. Yung CW, Fiering J, Mueller AJ, Ingber DE. Dispositivo micromagnético-microfluídico de limpeza de sangue. Lab on a Chip. 2009 9:1171-7.

19. Herrmann IK, Grass RN, Stark WJ. Nanomagnetos metálicos de alta resistência para diagnóstico e medicina: as conchas de carbono permitem uma estabilidade a longo prazo e uma química de ligação fiável. Nanomedicine. 2009 4:787-98.

20. Lalwani G, Henslee AM, Farshid B, Lin L, Kasper FK, Qin Y-X, et al. Nanocompósitos poliméricos biodegradáveis reforçados com nanoestruturas bidimensionais para a engenharia do tecido ósseo. Biomacromolecules. 2013 14:900-9.

21. Lalwani G, Henslee AM, Farshid B, Parmar P, Lin L, Qin Y-X, et al. Polímeros biodegradáveis reforçados com nanotubos de dissulfureto de tungsténio para a engenharia do tecido ósseo. Ata biomaterialia. 2013 9:8365-73.

22. Gobin AM, O'neal DP, Watkins DM, Halas NJ, Drezek RA, West JL. Soldadura de tecidos com laser de infravermelhos próximos utilizando nano-cascas

como absorvente exógeno. Lasers em Cirurgia e Medicina. 2005 37:123-9.

23. Freitas Jr RA. Nanomedicina, volume IIA: Biocompatibilidade. Landes Bioscience, Georgetown, TX, 2003. ed; 2003.

24. Syn NL, Wang L, Chow EK-H, Lim CT, Goh B-C. Exossomas na nanomedicina e imunoterapia do cancro: Prospects and challenges. Tendências em Biotecnologia. 2017.

25. Wang AZ, Langer R, Farokhzad OC. Administração de medicamentos contra o cancro através de nanopartículas. Revisão anual de medicina. 2012 63:185-98.

26. Pérez-Herrero E, Fernández-Medarde A. Terapias avançadas dirigidas ao cancro: nanocarreadores de fármacos, o futuro da quimioterapia. Revista europeia de farmácia e biofarmácia. 2015 93:52-79.

27. Nguyen-Ngoc T, Raymond E. Reinvenção da quimioterapia: conjugados de fármacos e nanopartículas. Opinião atual em oncologia. 2015 27:232-42.

28. Ghaz-Jahanian MA, Abbaspour-Aghdam F, Anarjan N, Berenjian A, Jafarizadeh-Malmiri H. Application of chitosan-based nanocarriers in tumor-targeted drug delivery. Biotecnologia molecular. 2015 57:201-18.

29. Seleci M, Ag Seleci D, Joncyzk R, Stahl F, Blume C, Scheper T. Smart multifunctional nanoparticles in nanomedicine. BioNanoMaterials. 2016 17:33-41.

30. Nie S, Xing Y, Kim GJ, Simons JW. Nanotechnology applications in cancer (Aplicações da nanotecnologia no cancro). Annu Rev Biomed Eng. 2007 9:257-88.

31. Chidambaram M, Manavalan R, Kathiresan K. Nanotherapeutics to overcome conventional cancer chemotherapy limitations. Jornal de farmácia e ciências farmacêuticas. 2011 14:67-77.

32. Loo C, Lin A, Hirsch L, Lee M-H, Barton J, Halas N, et al. Imagiologia e terapia do cancro com base em fotónica e em nano-cascas. Tecnologia na investigação e tratamento do cancro. 2004 3:33-40.

33. Conde J, Tian F, Hernández Y, Bao C, Cui D, Janssen K-P, et al. In vivo tumor targeting via nanoparticle-mediated therapeutic siRNA coupled to inflammatory response in lung cancer mouse models. Biomaterials. 2013 34:7744-53.

34. Stendahl JC, Sinusas AJ. Nanopartículas para imagiologia cardiovascular e

entrega terapêutica, parte 1: composições e características. Journal of Nuclear Medicine. 2015 56:1469-75.

35. Wu P, Yan X-P. Doped quantum dots for chemo/biosensing and bioimaging. Chemical Society Reviews. 2013 42:5489-521.

36. Nagy ZK, Balogh A, Vajna B, Farkas A, Patyi G, Kramarics Á, et al. Comparação de formas de dosagem sólidas electrospun e extrudidas à base de soluplus® de dissolução melhorada. Journal of pharmaceutical sciences. 2012 101:322-32.

37. Minchin R. Nanomedicine: sizing up targets with nanoparticles. Nature Nanotechnology. 2008 3:12-3.

38. Banoee M, Seif S, Nazari ZE, Jafari-Fesharaki P, Shahverdi HR, Moballegh A, et al. As nanopartículas de ZnO aumentaram a atividade antibacteriana da ciprofloxacina contra Staphylococcus aureus e Escherichia coli. Journal of Biomedical Materials Research Part B: Applied Biomaterials. 2010 93:557-61.

39. Seil JT, Webster TJ. Antimicrobial applications of nanotechnology: methods and literature (Aplicações antimicrobianas da nanotecnologia: métodos e literatura). Revista internacional de nanomedicina. 2012 7:2767.

40. Borzabadi-Farahani A, Borzabadi E, Lynch E. Nanopartículas em ortodontia, uma revisão das aplicações antimicrobianas e anti-cárie. Ata Odontologica Scandinavica. 2014 72:413-7.

41. Soni S, Tyagi H, Taylor RA, Kumar A. Role of optical coefficients and healthy tissue-sparing characteristics in gold nanorod-assisted thermal therapy. Jornal Internacional de Hipertermia. 2013 29:87-97.

42. Mozafari MR. Aprisionamento e direcionamento de bioactivos utilizando tecnologias de nanocarreadores: uma introdução. Tecnologias de nanocarreadores: Springer; 2006, p. 1-16.

43. Bertrand N, Bouvet C, Moreau P, Leroux J-C. Lipossomas com gradiente de pH transmembranar para tratar a intoxicação por medicamentos cardiovasculares. 2010.

44. Mashaghi S, Jadidi T, Koenderink G, Mashaghi A. Lipid nanotechnology.

Revista internacional de ciências moleculares. 2013 14:4242-82.

45. Conde J, Oliva N, Atilano M, Song HS, Artzi N. Scaffold de hidrogel de RNA-tripla hélice auto-montado para modulação de microRNA no microambiente tumoral. Nature materials. 2016 15:353.

46. Food U, Administration D. FDA aprova Abraxane para cancro do pâncreas em fase avançada. 2013.

47. Martis E, Badve R, Degwekar M. Dispositivos e aplicações em medicina baseados na nanotecnologia: Uma visão geral. Crónicas de Jovens Cientistas. 2012 3:6871.

48. Kingsley JD, Dou H, Morehead J, Rabinow B, Gendelman HE, Destache CJ. Nanotechnology: a focus on nanoparticles as a drug delivery system. Journal of Neuroimmune Pharmacology. 2006 1:340-50.

49. Gibney, Michael (18 de abril de 2013). "Os 'pontos' nanométricos de Cornell para diagnósticos podem agora fornecer medicamentos". fiercedrugdelivery.com. Recuperado em 17 de junho de 2013.

50. Elvidge, Suzanne (11 de novembro de 2012). "As 'minicélulas' bacterianas fornecem medicamentos contra o câncer direto para o alvo". fiercedrugdelivery.com. Recuperado em 10 de dezembro de 2012.

51. Kim A, Ueda Y, Naka T, Enomoto T. Therapeutic strategies in epithelial ovarian cancer. Journal of experimental & clinical cancer research. 2012 31:14.

52. Arab M, Khayamzadeh M, Tehranian A, Tabatabaeefar M, Hosseini M, Anbiaee R, et al. Incidence rate of ovarian cancer in Iran in comparison with developed countries. Jornal indiano do cancro. 2010 47:322.

53. Lambert LA. Olhando para cima: Avanços recentes na compreensão e tratamento da carcinomatose peritoneal. CA: a cancer journal for clinicians. 2015 65:283-98.

54. Vanneman M, Dranoff G. Combining immunotherapy and targeted therapies in cancer treatment. Nature reviews cancer. 2012 12:237-51.

55. Liu E, Zhou Y, Liu Z, Li J, Zhang D, Chen J, et al. Nanopartículas de TiO 2 modificadas com ácido hialurónico carregadas com cisplatina para quimioterapia

neoadjuvante do cancro do ovário. Journal of Nanomaterials. 2015 16:275.

56. Wang AZ, Langer R, Farokhzad OC. Administração de medicamentos contra o cancro através de nanopartículas. Revisão anual de medicina. 2012 63:185-98.

57. Kopel P, Wawrzak D, Moulick A, Milosavljevic V, Kizek R. Nanotransportadores para fármacos anticancerígenos, modificações, moléculas alvo. J Metallomics Nanotechnol. 2015 2:32-8.

58. Pepa C, Tonini G, Pisano C, Napoli M, Cecere SC, Tambaro R, et al. O cancro do ovário como padrão de tratamento: existem alternativas reais? Revista chinesa de cancro. 2015 34:17.

59. Schmitt A, Gladieff L, Laffont CM, Evrard A, Boyer J-C, Lansiaux A, et al. Factores de toxicidade hematopoiética da carboplatina: aperfeiçoamento da orientação da exposição sistémica da carboplatina. Journal of clinical oncology. 2010 28:4568-74.

60. Shahbazian S, Akbarzadeh A, Torabi S, Omidi M. Anti-cancer activity of pegylated liposomal trans-anethole on breast cancer cell lines MCF-7 and T47D. Cartas de biotecnologia. 2015 37:1355-9.

61. Zhang J, Huang C, Huang H. Efeitos antitumorais e antimetástases de lipossomas de carboplatina com polietilenoglicol-2000 em ratinhos nus portadores de células gástricas SGC-7901. Cartas de Oncologia. 2014 8:2209-14.

62. Chaudhury A, Das S, Bunte RM, Chiu GN. Potente atividade terapêutica da carboplatina lipossomal orientada para o recetor de folato no tratamento localizado de xenoenxertos de tumores do ovário humano cultivados intraperitonealmente. Revista internacional de nanomedicina. 2012 7:739.

63. Honary S, Zahir F. Effect of zeta potential on the properties of nano-drug delivery systems-a review (Part 2). Revista Tropical de Investigação Farmacêutica. 2013 12:265-73.

64. Cho Y, Shi R, Borgens RB, Ivanisevic A. Sistema de administração de fármacos baseado em nanopartículas de sílica mesoporosa funcionalizada para salvar a morte celular mediada por acroleína. 2008.

65. Otsuka H, Nagasaki Y, Kataoka K. PEGylated nanoparticles for biological and

pharmaceutical applications. Advanced drug delivery reviews. 2003 55:403-19.

66. Nejdl L, Kudr J, Blazkova I, Chudobova D, Skalickova S, Ruttkay-Nedecky B, et al. Mechanisms of Uptake and Interaction of Platinum Based Drugs in Eukaryotic Cells. Metais de platina no meio ambiente: Springer; 2015, p. 401-15.

67. Izadi M, Shahemabadi HE, Kanaani L, Sardari KA, Ebrahimifar M, Safdari F, et al. Investigação das características da carboplatina carregada em nanopartículas lipossómicas peguiladas na linha celular C6 do glioma do rato. Adv Biores. 2016 7:113-18.

68. Kemnitzer W, Drewe J, Jiang S, Zhang H, Wang Y, Zhao J, et al. Descoberta de 4-Aril-4 H-cromenos como uma nova série de indutores de apoptose utilizando um ensaio de rastreio de alto rendimento baseado em células e caspases. 1. relações estrutura-atividade do grupo 4-arilo. Journal of medicinal chemistry. 2004 47:6299-310.

69. Kemnitzer W, Kasibhatla S, Jiang S, Zhang H, Zhao J, Jia S, et al. Descoberta de 4-Aril-4H-cromenos como uma nova série de indutores de apoptose utilizando um ensaio de rastreio de alto rendimento baseado em células e caspases. 2. Relações estrutura-atividade das posições 7 e 5, 6 e 8. Bioorganic & medicinal chemistry letters. 2005 15:4745-51.

70. Kerr JF, Winterford CM, Harmon BV. Apoptose. Its significance in cancer and cancer therapy. Cancer. 1994 73:2013-26.

71. Knox RJ, Friedlos F, Lydall DA, Roberts JJ. Mechanism of cytotoxicity of anticancer platinum drugs: evidence that cis-diamminedichloroplatinum (II) and cisdiammine-(1, 1-cyclobutanedicarboxylato) platinum (II) differ only in the kinetics of their interaction with DNA. Investigação sobre o cancro. 1986 46:1972-9.

72. Langer R. Biomaterials in drug delivery and tissue engineering: one laboratory's experience. Contas da Investigação Química. 2000 33:94-101.

73. Ochoa ER, Vacanti JP. Uma visão geral da patologia e abordagens à engenharia de tecidos. Anais da Academia de Ciências de Nova Iorque. 2002 979:10-26.

74. Dash S, Murthy PN, Nath L, Chowdhury P. Kinetic modeling on drug release from controlled drug delivery systems. Ata Pol Pharm. 2010 67:217-23.

75. O'Driscoll L, Linehan R, Clynes M. Survivin: role in normal cells and in pathological conditions. Current cancer drug targets. 2003 3:131-52.

76. Reed JC. Dysregulation of apoptosis in cancer (Desregulação da apoptose no cancro). Journal of clinical oncology. 1999 17:2941-.

77. Reed JC, Tomaselli KJ. Oportunidades de descoberta de medicamentos a partir da investigação da apoptose. Opinião atual em biotecnologia. 2000 11:586-92.

78. Robertson GS, Crocker SJ, Nicholson DW, Schulz JB. Neuroprotecção através da inibição da apoptose. Brain Pathology. 2000 10:283-92.

79. Kim JH, Chung HH, Jeong MS, Song MR, Kang KW, Kim JS. Deteção num só passo de células tumorais circulantes no cancro do ovário utilizando nanopartículas de sílica fluorescentes melhoradas. Revista internacional de nanomedicina. 2013 8:2247.

80. Zhang J, Kan Y, Tian Y, Wang Z, Zhang J. Efeitos do inibidor da poli (ADP-ribosil) polimerase (PARP) na resistência à cisplatina e na proliferação das células C13* do cancro do ovário. O jornal indiano de pesquisa médica. 2013 137:527.

81. Andrieux K, Couvreur P. Polyalkylcyanoacrylate nanoparticles for delivery of drugs across the blood-brain barrier. Wiley Interdisciplinary Reviews: Nanomedicina e Nanobiotecnologia. 2009 1:463-74.

82. Wu M, Frochot C, Dellacherie E, Marie E. Well-Defined Poly (butyl cyanoacrylate) Nanoparticles via Miniemulsion Polymerization. Simpósio Macromolecular: Wiley Online Library; 2009, p. 39-46.

83. Wu M, Dellacherie E, Durand A, Marie E. Nanopartículas de poli (n-butil cianoacrilato) via polimerização em miniemulsão (1): Tensioactivos à base de dextrano. Colóides e superfícies B: Biointerfaces. 2009 69:141-6.

84. Antonietti M, Landfester K. Polyreactions in miniemulsions. Progresso na ciência dos polímeros. 2002 27:689-757.

85. Douglas S, Illum L, Davis S. Tamanho das partículas e distribuição do tamanho das nanopartículas de poli (2-cianoacrilato de butilo). II. Influência dos estabilizadores. Journal of colloid and interface science. 1985 103:154-63.

86. Douglas S, Illum L, Davis S, Krueter J. Tamanho das partículas e distribuição

do tamanho das nanopartículas de poli (butil-2-cianoacrilato): I. Influência de factores físico-químicos. Journal of colloid and interface science. 1984 101:149-58.

87. Behan N, Birkinshaw C, Clarke N. Nanopartículas de poli n-butil cianoacrilato: um estudo mecanicista da polimerização e da formação de partículas. Biomaterials. 2001 22:1335-44.

88. Savrikar S, Lagad C. Estudo da preparação e normalização de 'Maadhutailika Basti'com especial referência à estabilidade da emulsão. Ayu. 2010 31:1.

89. Fontes GC, Amaral F, Filomena P, Nele M, Coelho Z, Alice M. Desenho fatorial para otimizar a produção de biossurfactantes por Yarrowia lipolytica. BioMed Research International. 2010 2010.

90. Warner E. Breast-cancer screening (Rastreio do cancro da mama). New England Journal of Medicine. 2011 365:1025-32.

91. Zarei M, Norouzian D, Honarvar B, Mohammadi M, Shamabadi HE, Akbarzadeh A. Formulação de nanopartículas de niosoma carregadas com paclitaxel preparada através do método de evaporação em fase inversa: uma avaliação in vitro. Jornal paquistanês de ciências biológicas: PJBS. 2013 16:295-8.

92. Mosquera M, Giménez B, da Silva IM, Boelter JF, Montero P, Gómez-Guillén MC, et al. Nanoencapsulação de uma fração peptídica ativa do colagénio das escamas da dourada. Food chemistry. 2014 156:144-50.

93. Robinson J, Lee VH. Controlled drug delivery: fundamentals and applications: Informa health care; 1987.

94. Redig AJ, McAllister SS. O cancro da mama como uma doença sistémica: uma visão da metástase. Journal of internal medicine. 2013 274:113-26.

95. Blanco E, Ferrari M. Emerging nanotherapeutic strategies in breast cancer (Estratégias nanoterapêuticas emergentes no cancro da mama). The Breast. 2014 23:10-8.

96. Li M, Tang Z, Zhang Y, Lv S, Li Q, Chen X. A administração orientada de cisplatina por nanopartículas de dextrano conjugadas com o péptido LHRH suprime o crescimento e as metástases do cancro da mama. Ata biomaterialia. 2015 18:132-43.

97. Benz CC, Scott GK, Sarup JC, Johnson RM, Tripathy D, Coronado E, et al.

Crescimento tumorigénico dependente de estrogénio e resistente ao tamoxifeno de células MCF-7 transfectadas com HER2/neu. Breast cancer research and treatment. 1992 24:85-95.

98. Mokhtari MJ, Akbarzadeh A, Hashemi M, Javadi G, Mahdian R, Mehrabi MR, et al. A cisplatina induz uma regulação negativa de Bcl2 na linha celular de cancro da mama T47D. Estudos Avançados em Biologia. 2012 4:19-25.

99. Mokhtari MJ, Akbarzadeh A, Hashemi M, Javadi G, Mahdian R, Ghasemi S, et al. A cisplatina induz a regulação positiva de KAI1, um gene supressor de metástases, na linha celular de cancro da mama MCF-7. Revista Tropical de Investigação Farmacêutica. 2012 11:523-9.

100. Hosseinian S, Rad AK, Mousa-Al-Reza Hadjzadeh NM, Roshan SH, Shafiee S. O efeito protetor da Nigella sativa contra a nefrotoxicidade induzida pela cisplatina em ratos. Revista de fitomedicina de Avicena. 2016 6:44.

101. Babaei M, Ardjmand M, Akbarzadeh A, Seyfkordi A. Comparação da eficácia da cisplatina nanoniosomal e nanoniosomal peguilada na linha celular A172. Engenharia de Tecidos e Medicina Regenerativa. 2014 11:350-4.

102. Kanamala M, Wilson WR, Yang M, Palmer BD, Wu Z. Mechanisms and biomaterials in pH-responsive tumor targeted drug delivery: a review. Biomaterials. 2016 85:152-67.

103. Rajput S, Puvvada N, Kumar BP, Sarkar S, Konar S, Bharti R, et al. Superar a resistência terapêutica induzida por Akt no cancro da mama através de niosomas de ouro multilamelares encapsulados com siRNA e timoquinona. Farmacêutica molecular. 2015 12:4214-25.

104. Pawar S, Shevalkar G, Vavia P. Nano-niossomas direccionados carregados com doxorrubicina ancorada em glucosamina: avaliação farmacocinética, toxicidade e farmacodinâmica. Journal of drug targeting. 2016 24:730-43.

105. Mujoriya RZ. Conceção e desenvolvimento de um sistema de entrega niosomal para Ketoprofen. 2012.

106. Wei X, Chen X, Ying M, Lu W. Estratégias de administração de medicamentos direccionadas para tumores cerebrais. Ata Pharmaceutica Sinica B.

2014 4:193-201.

107. Lu L, Li C, Li D, Wang Y, Zhou C, Shao W, et al. Cryptotanshinone inhibits human glioma cell proliferation by suppressing STAT3 signaling. Bioquímica molecular e celular. 2013 381:273-82.

108. Stupp R, Mason WP, Van Den Bent MJ, Weller M, Fisher B, Taphoorn MJ, et al. Radioterapia mais temozolomida concomitante e adjuvante para glioblastoma. New England Journal of Medicine. 2005 352:987-96.

109. Bakhshinejad B, Karimi M, Khalaj-Kondori M. Phage display: development of nanocarriers for targeted drug delivery to the brain. Pesquisa de regeneração neural. 2015 10:862.

110. Zhang F, Xu C-L, Liu C-M. Estratégias de administração de fármacos para aumentar a permeabilidade da barreira hemato-encefálica para o tratamento do glioma. Design, desenvolvimento e terapia de medicamentos. 2015 9:2089.

111. Gao J-Q, Lv Q, Li L-M, Tang X-J, Li F-Z, Hu Y-L, et al. Seleção de gliomas e penetração na barreira hemato-encefálica através de lipossomas de doxorrubincina de dupla seleção. Biomaterials. 2013 34:5628-39.

112. Yang Z-Z, Li J-Q, Wang Z-Z, Dong D-W, Qi X-R. Lipossomas catiónicos modificados com peptídeos duplos que visam o tumor para a entrega de siRNA e docetaxel a gliomas. Biomaterials. 2014 35:5226-39.

113. Sharma G, Modgil A, Zhong T, Sun C, Singh J. Influência dos peptídeos de penetração celular de cadeia curta no transporte de lipossomas de doxorrubicina encapsulados em receptores-alvo através da barreira endotelial cerebral. Pharmaceutical research. 2014 31:1194209.

114. Trendowski M. Using cytochalasins to improve current chemotherapeutic approaches. Agentes anti-cancerígenos em química medicinal (anteriormente química medicinal atual - agentes anti-cancerígenos). 2015 15:327-35.

115. Sharma G, Modgil A, Layek B, Arora K, Sun C, Law B, et al. Cell penetrating peptide tethered bi-ligand liposomes for delivery to brain in vivo: Biodistribution and transfection. Jornal de libertação controlada. 2013 167:1-10.

116. Le Rhun E, Taillibert S, Chamberlain MC. O futuro do glioma de alto grau:

Onde estamos e para onde vamos. Surgical neurology international. 2015 6:S9.

117. Tonder M, Weller M, Eisele G, Roth P. Carboplatina e etoposídeo em doentes com glioma de alto grau progressivo e fortemente pré-tratados. Chemotherapy. 2014 60:3758.

118. Liua Q, Sua Q, Luoa G, Wanga Y, Zanga Q. Farmacocinética e distribuição tecidular de lipossomas de carboplatina após administração intravenosa a ratinhos. Asian J Pharm Sci. 2006 1:159-67.

119. Khalkhali M, Sadighian S, Rostamizadeh K, Khoeini F, Naghibi M, Bayat N, et al. Síntese e caraterização de nanopartículas de magnetite revestidas com dextrano para diagnóstico e terapia. BioImpactos: BI. 2015 5:141.

120. Zhang W, Li C, Shen C, Liu Y, Zhao X, Liu Y, et al. Sistema de administração de nanofármacos baseado em pró-fármacos para co-encapsular paclitaxel e carboplatina para o tratamento do cancro do pulmão. Drug delivery. 2016 23:2575-80.

121. Kang SJ, Durairaj C, Kompella UB, O'Brien JM, Grossniklaus HE. Carboplatina de nanopartículas subconjuntivais no tratamento do retinoblastoma murino. Archives of ophthalmology. 2009 127:1043-7.

122. Arshad A, Yang B, Bienemann AS, Barua NU, Wyatt MJ, Woolley M, et al. Convection-enhanced delivery of carboplatin PLGA nanoparticles for the treatment of glioblastoma. PloS one. 2015 10:e0132266.

123. Hamelers IH, van Loenen E, Staffhorst RW, de Kruijff B, de Kroon AI. Nanocápsulas de carboplatina: uma formulação de carboplatina altamente citotóxica, à base de fosfolípidos. Molecular cancer therapeutics. 2006 5:2007-12.

124. Barzegar-Jalali M, Ghanbarzadeh S, Adibkia K, Valizadeh H, Bibak S, Mohammadi G, et al. Desenvolvimento e caraterização de dispersão sólida de piroxicam para melhorar a taxa de dissolução utilizando transportadores hidrofílicos. BioImpactos: BI. 2014 4:141.

125. Mrugala MM, Crew LK, Fink JR, Spence AM. Carboplatina e bevacizumab para glioma maligno recorrente. Oncology letters. 2012 4:1082-6.

126. Armstrong K, Eisen A, Weber B. Assessing the risk of breast cancer (Avaliar o risco de cancro da mama). New England Journal of Medicine. 2000 342:564-71.

127. Singletary SE. Classificação dos factores de risco para o cancro da mama. Annals of surgery. 2003 237:474.

128. Coley HM. Mecanismos e estratégias para ultrapassar a resistência à quimioterapia no cancro da mama metastático. Cancer treatment reviews. 2008 34:378-90.

129. Wang J, Chen B, Chen J, Cai X, Xia G, Liu R, et al. Síntese e eficácia antitumoral de nanopartículas magnéticas carregadas com daunorubicina. Revista internacional de nanomedicina. 2011 6:203.

130. Larsen ME, Rowntree J, Young AM, Pearson S, Smith J, Gibson OJ, et al. Gestão dos efeitos secundários da quimioterapia utilizando telemóveis. Sociedade de Engenharia em Medicina e Biologia, 2008 EMBS 2008 30th Annual International Conference of the IEEE: IEEE; 2008, p. 5152-5.

131. Williams J, Lansdown R, Sweitzer R, Romanowski M, LaBell R, Ramaswami R, et al. Nanoparticle drug delivery system for intravenous delivery of topoisomerase inhibitors. Journal of Controlled Release. 2003 91:167-72.

132. Bhatia N, Zhao J, Wolf DM, Agarwal R. Inibição do crescimento de células de carcinoma humano e da síntese de ADN pela silibinina, um constituinte ativo do cardo mariano: comparação com a silimarina. Cancer letters. 1999 147:77-84.

133. Sharma G, Singh RP, Chan D, Agarwal R. Silibinin induces growth inhibition and apoptotic cell death in human lung carcinoma cells. Anticancer research. 2002 23:2649-55.

134. Lin C-M, Chen Y-H, Ma H-P, Wang B-W, Chiu J-H, Chua S-K, et al. A silibinina inibe a invasão de células de cancro do cólon estimuladas por IL-6 através da modulação selectiva de JNK/AP-1/MMP-2 in vitro. Jornal de química agrícola e alimentar. 2012 60:12451-7.

135. Verschoyle RD, Greaves P, Patel K, Marsden DA, Brown K, Steward WP, et al. Avaliação da eficácia quimiopreventiva do cancro da silibinina em modelos genéticos de ratinhos de carcinogénese da próstata e intestinal: relação com os níveis de silibinina. European Journal of Cancer. 2008 44:898-906.

136. Cho HJ, Suh DS, Moon SH, Song YJ, Yoon MS, Park DY, et al. A silibinina

inibe o crescimento tumoral através da regulação negativa da quinase regulada por sinal extracelular e da Akt in vitro e in vivo em células de cancro do ovário humano. Jornal de química agrícola e alimentar. 2013 61:4089-96.

137. Sun N, Wei X, Wu B, Chen J, Lu Y, Wu W. Dissolução melhorada de pellets de dispersão sólida de silimarina/polivinilpirrolidona preparados por uma técnica de revestimento em leito fluidizado numa só fase. Powder Technology. 2008 182:72-80.

138. Yu J-n, Zhu Y, Wang L, Peng M, Tong S-s, Cao X, et al. Aumento da biodisponibilidade oral do fármaco pouco solúvel em água silibina por micelas mistas de colato de sódio/folípidos. Ata Pharmacologica Sinica. 2010 31:759.

139. Wei Y, Ye X, Shang X, Peng X, Bao Q, Liu M, et al. Aumento da biodisponibilidade oral da silibina através de um sistema de administração de fármacos auto-emulsionável supersaturável (S-SEDDS). Colloids and Surfaces A: Physicochemical and Engineering Aspects [Colóides e Superfícies A: Aspectos Físico-Químicos e de Engenharia]. 2012 396:22-8.

140. Wang Y, Zhang D, Liu Z, Liu G, Duan C, Jia L, et al. Avaliação in vitro e in vivo de nanosuspensões de silibina para administração oral e intravenosa. Nanotechnology. 2010 21:155104.

141. Cao X, Deng W, Fu M, Zhu Y, Liu H, Wang L, et al. Formulação de libertação de setenta e duas horas do fármaco pouco solúvel silibina com base em nanopartículas de sílica porosa: cinética de libertação in vitro e correlações in vitro/in vivo em cães beagle. Jornal Europeu de Ciências Farmacêuticas. 2013 48:64-71.

142. El-Samaligy M, Afifi N, Mahmoud E. Aumento da biodisponibilidade da silimarina utilizando um sistema de administração lipossómica bucal: preparação e investigação do projeto experimental. Revista internacional de produtos farmacêuticos. 2006 308:140-8.

143. El-Sherbiny IM, Abdel-Mogib M, Dawidar A-AM, Elsayed A, Smyth HD. Matrizes de nano/micro-hidrogel biodegradáveis de alginato-poli (ácido lático-co-glicólico) sensíveis ao pH para administração oral de silimarina. Carbohydrate polymers. 2011 83:1345-54.

144. Rostas JW, Dyess DL. Current operative management of breast cancer: an age

of smaller resections and bigger cures. Revista internacional de cancro da mama. 2011 2012.

145. Fang J-Y, Hong C-T, Chiu W-T, Wang Y-Y. Efeito de lipossomas e niosomas na permeação cutânea da enoxacina. Revista internacional de produtos farmacêuticos. 2001 219:61-72.

146. Zhang Z, Feng S-S. Eficiência do encapsulamento do fármaco, libertação do fármaco in vitro, absorção celular e citotoxicidade de nanopartículas de succinato de polietilenoglicol carregadas com paclitaxel. Biomaterials. 2006 27:4025-33.

147. Mansour HM, Rhee Y-S, Wu X. Nanomedicina na administração pulmonar. Revista internacional de nanomedicina. 2009 4:299.

148. Astete CE, Sabliov CM. Síntese e caraterização de nanopartículas de PLGA. Journal of Biomaterials Science, Polymer Edition. 2006 17:247-89.

Capítulo 3 - A nanotecnologia e o mundo atual

A nanotecnologia de um ponto de vista sociológico

Atualmente, o termo nanotecnologia é utilizado para dar uma explicação abrangente de todas as actividades a nível atómico e molecular que são aplicadas no mundo real. Uma vez que a nanotecnologia está constantemente a mudar a vida humana e que a nanotecnologia é o local para onde a tecnologia atual se desloca, a ciência e a tecnologia actuais à escala nanométrica englobam a investigação e o desenvolvimento na ponta de uma vasta gama de disciplinas. O termo "nanotecnologia" é utilizado sempre que o nosso cientista tecnológico trabalha com os elementos dos materiais atómicos e moleculares. De facto, a ciência e a tecnologia à escala nanométrica nas fronteiras da química, da ciência, dos materiais médicos e do hardware informático estão a investigar a continuação da revolução tecnológica.

A nanotecnologia é um domínio da ciência em que as dimensões e as tolerâncias com uma precisão de 0,1-100 nm desempenham um papel fundamental. De facto, esta definição de Albert Franks abrange todos os domínios da nano.

Com o avanço das tecnologias à escala nanométrica, é possível o desenvolvimento da produção molecular. A nanotecnologia é muito mais poderosa e sistemática, na qual são utilizadas máquinas à escala nanométrica para produzir produtos em grande escala com precisão atómica e baixo custo. O lugar para a engenharia à escala molecular foi introduzido pela primeira vez pelo vencedor do Prémio Nobel Richard Feynman. Numa palestra no Instituto de Tecnologia da Califórnia, em 1959, Feynman I salientou que os princípios e fundamentos da física não excluem a possibilidade de construção átomo a átomo. Afirmou que seria possível fazer máquinas mais pequenas usando máquinas pequenas, e que esta diminuição de dimensões continuaria até à superfície do próprio átomo. A mesma frase lendária de Feynman contribuiu para uma das áreas mais atractivas da nanotecnologia, nomeadamente a criação de robôs de dimensões nanométricas. De facto, a ideia de ter um surto de nanomáquinas do tamanho de micróbios, cada uma sob o comando de um processador central, entusiasma todos os cientistas. No sonho de cientistas como J. Storrs Hall e Eric Drexler, estes robots ou pequenas máquinas de montagem ficam sob o comando do processador central em qualquer forma desejada. Talvez, num futuro não muito distante, se possa transformar a cama num carro e ir para casa com a ajuda de um programa informático.

A história do aparecimento de duas definições de nanotecnologia, uma de cima para baixo e outra de baixo para cima, na grande controvérsia Smalley-Drexler, é sobre a conquista da posição de Padrinho deste mundo misterioso. A primeira expressão representa uma conceção mais recente da nanotecnologia que foi reacendida por Richard Smalley, que ganhou o Prémio Nobel da Química de 1996 devido à descoberta de uma nova estrutura de carbono denominada Buck Meistrophallon-C60, em oposição à nanotecnologia de Drescher. Mas a expressão (de baixo para cima) foi retirada das ideias de Kim Eric Drexler, o primeiro professor de nanotecnologia na Universidade do MIT e fundador do termo nanotecnologia para explicar o conceito de produção molecular. Em meados da década de 80, Drexler propôs novos conceitos de controlo e produção de materiais aos níveis atómico e molecular, apoiando-se no génio fantástico e na inspiração de um artigo histórico (R. Feynman: the lower end of a vast universe). Inicialmente, a palestra de Drexler era tão surpreendente e complexa que a maioria dos investigadores e especialistas apenas a admiravam. Mas, no final dos anos 90, duas correntes diferentes de industriais e alguns cientistas liderados por Richard Smalley consideraram que a nanotecnologia de Drexler era fundamentalmente impossível. Este utilizou a fraqueza de Drexler para atrair a opinião pública e as suas relações com as assembleias políticas não foram suficientes para empurrar as bandeiras da nanotecnologia de Drexler. Por fim, esta nova vaga de actividades foi lançada em 2003 com o apoio de Drexler político fora do terreno.

Uma das características da nanotecnologia é o facto de incluir um domínio de investigação e desenvolvimento totalmente multidisciplinar. Com efeito, a investigação à escala nanométrica tira partido do conhecimento dos instrumentos e das técnicas, bem como da informação sobre a física das reacções moleculares e atómicas. Hoje em dia, os cientistas e engenheiros científicos e tecnológicos e os investigadores médicos procuram formar equipas de investigação compostas por biólogos, físicos e químicos.

Há cerca de trinta anos, a Companhia Fox do Século XX levou os entusiastas do cinema a fazer uma viagem extraordinária. Nesta exploração cinematográfica, o político R. Welch, coágulo de sangue, estava à beira da morte, até que os cientistas utilizaram a tecnologia milagrosa de uma nave metálica de dez metros de comprimento encolhida. Com o início do movimento desta nave na corrente sanguínea do corpo, o público deparou-se com várias respirações e rostos trémulos da célula sanguínea, que eram as grandes massas de gigantes das aventuras galileanas. A tripulação da nave regressou ao seu tamanho real depois de ter cumprido a sua missão. De facto, foi o primeiro passo para os sonhos humanos de reduzir a medicina a dimensões microscópicas. Hoje, desfrutamos de histórias estupendas no cinema. As histórias infantis são do tamanho de uma formiga e de máquinas microscópicas enviadas para infetar o mundo.

Esta nova tecnologia é capaz de ter um grande impacto nos países industrializados nas próximas décadas. Eis alguns dos exemplos práticos no domínio das nanotecnologias que se baseiam na investigação e na observação do sector privado.

Espera-se que a escala nanométrica seja construída numa escala de alto desempenho e com características únicas, de modo a que a química tradicional não possa responder. A nanotecnologia pode aumentar as vendas anuais de 300 mil milhões de dólares para a indústria de semicondutores e de 900 milhões de dólares para os circuitos integrados nos próximos 10 a 15 anos. A nanotecnologia irá aumentar os cuidados de saúde, a longevidade, a qualidade e as capacidades humanas.

Nos próximos 10 a 15 anos, cerca de metade dos medicamentos dependerão da nanotecnologia, o que gerará uma liquidez de 180 mil milhões de dólares.

Os catalisadores nanoestruturados na indústria petroquímica têm muitas aplicações que, segundo as projecções, afectarão 100 mil milhões de dólares por ano nos próximos 10 a 15 anos.

A nanotecnologia promoverá o desenvolvimento de produtos agrícolas para uma população maciça e proporcionará formas mais económicas de purificação e dessalinização da água e optimizará as formas de utilização de fontes de energia renováveis, como a energia solar. Por exemplo, a utilização de um acumulador de fluxo transiente com eléctrodos de nanotubos testados mostrou que este método de dessalinização da água do mar é 10 vezes inferior ao método de osmose inversa.

Espera-se que a nanotecnologia reduza a procura humana de materiais escassos e, ao reduzir os poluentes, proporcione um ambiente mais saudável. Por exemplo, estudos mostram que, nos próximos 10 a 15 anos, a luminosidade resultante do avanço da nanotecnologia reduziria o consumo global de energia até 10%, poupando 100 mil milhões de dólares por ano, e reduziria a poluição atmosférica em 200 milhões de toneladas de carbono.

Ao longo dos últimos anos, o mercado tem vindo a ganhar vários milhares de milhões de dólares com base nas nanotecnologias. Por exemplo, nos Estados Unidos, a IBM inventou uma série de sensores magnéticos para unidades de disco rígido.

A Eastern Kodak e a M3 criaram a tecnologia para o fabrico de películas finas à escala nanométrica. A Mobil produziu catalisadores nanoestruturados para produtos químicos e a Merck forneceu medicamentos com nanopartículas. A Toyota, no Japão, produziu materiais poliméricos reforçados com nanopartículas para automóveis e a Samsung Electronics, na Coreia, está a trabalhar em superfícies de ecrã com nanotubos de carbono. O Homem está no início do caminho e apenas alguns produtos comerciais utilizam nanoestruturas unidimensionais (nanopartículas, nanotubos, nano-camadas e super-borracha). Novas ideias e métodos económicos para a produção de nanoestruturas bidimensionais e tridimensionais em edições futuras.

A nanotecnologia, ou seja, a aplicação da tecnologia numa escala de um milionésimo de metro, colocou o mundo numa posição surpreendente para os cientistas que não se encontra na história da humanidade. Os rápidos avanços registados neste domínio trouxeram consigo uma mensagem importante:

O ser humano está prestes a alcançar a capacidade única de alterar o ambiente que o rodeia, e o mundo e a sociedade que surgirão num futuro próximo com a ajuda desta nova tecnologia terão diferenças fundamentais em relação ao mundo humano do Malawi no passado. A nanotecnologia, como qualquer outra tecnologia, é uma lâmina de dois gumes que pode ser usada no caminho do bem ou da destruição. O primeiro passo para utilizar esta tecnologia é conhecer melhor as suas características e familiarizar-se com as capacidades potenciais que ela possui. No caso das nanotecnologias, há um ponto que pode ser dito de forma clara e inequívoca: esta nova tecnologia ainda não é conhecida, nem mesmo pelos especialistas, e isto é o mesmo que a questão da ambiguidade que a torna mais espessa e que abre caminho a uma variedade de controvérsias.

Aqueles que acreditam que a tecnologia, como o monstro de Frankenstein na história de Mary Shelley, ou como a caixa de Pandora nos antigos mitos gregos, é uma morte e destruição para a humanidade. Em contrapartida, um grupo de pessoas acredita que, devido às capacidades desta tecnologia, o mundo se transformou em Golestan.

Atualmente, 450 empresas de investigação e negócios em todo o mundo e 270 universidades na Europa, nos Estados Unidos e no Japão, com um orçamento total de 4 mil milhões de dólares, estão maduras e desenvolvem investigação no domínio das nanotecnologias. Neste domínio, os átomos e as partículas apresentam um comportamento invulgar e, uma vez que toda a natureza destas partículas é formada, saber como funcionam, num certo sentido, é uma melhor compreensão da forma do universo. Desta forma, os cientistas que exploram o reino familiarizam-se com a mente do criador e com o seu maravilhoso mapa na criação do universo, mas como o conhecimento é capaz de o trazer, identificar os mistérios do universo pode proporcionar um enorme poder aos criadores desses mistérios. A investigação no domínio da nanotecnologia começou no final dos anos 50 e, nos anos 90, os primeiros resultados significativos surgiram da investigação. Um grupo de investigadores da IBM conseguiu colocar 35 átomos de xénon numa placa de níquel e inserir o nome da placa de níquel com a ajuda destes átomos individuais. Outros investigadores analisaram pequenas estruturas da natureza, como as teias de aranha e os fios de seda, para produzir materiais mais finos e mais resistentes. Entretanto, a criação de um novo tipo de molécula de carbono, conhecida como carbono-60, facilitaria a investigação posterior. Com a ajuda desta molécula, cujas propriedades surpreendentes ainda estão a ser investigadas, os investigadores construíram tubos capilares de dimensão nanométrica que podem ser utilizados para criar diferentes estruturas a 1 milionésimo de metro. As investigações efectuadas com nanomateriais à escala nanométrica em diferentes materiais revelaram novas propriedades. Por exemplo, as partículas de silício emitem luz a esta dimensão e as camadas de aço a esta escala têm mais resistência do que as placas maiores deste metal. Algumas empresas já começaram a explorar algumas das descobertas da nanotecnologia. Por exemplo, a empresa de cosméticos Ural utiliza materiais à escala nanométrica nos seus cosméticos para aumentar o seu impacto.

A produção de díodos ópticos utilizando materiais à escala nano permite poupar 80% do custo da eletricidade. As bolas de ténis fabricadas com carbono 60 e lançadas no mercado são mais leves e mais fortes do que as bolas normais. Outras empresas produziram materiais nanofabricados que podem ser restaurados ao seu modo de engomar original com um simples movimento, eliminando todas as suas rugas. Ao mesmo tempo, toda a poeira que absorve estes tecidos é também sacudida.As tiras inteligentes para feridas são feitas com estes materiais, que informam os médicos assim que são detectados os primeiros sinais de uma infeção à escala molecular.

Do mesmo tipo de materiais, foram também produzidas lentes com capacidade de auto-limpeza. Lentes e óculos feitos de materiais nano-resistentes a riscos, e um grupo de investigadores chegou ao ponto de desenvolver revestimentos à escala nanométrica que cobrem as células que contêm vírus perigosos, como o vírus HIV, e impedem a sua saída. O ponto mais importante sobre o estado atual da nanotecnologia é que os cientistas descobriram agora a capacidade de a utilizar ao mesmo nível atómico, e esta capacidade potencial pode abrir caminho a muitos desenvolvimentos subsequentes.

Os métodos actuais de investigação das células são muito rudimentares e preparatórios, e os cientistas têm de as quebrar para compreenderem o que se passa no seu interior, enquanto muitas informações importantes dizem respeito aos fluidos intracelulares ou aos organelos que aí se encontram. Um grupo de investigadores, reunidos num grupo denominado "Aliança de Sistemas Biológicos", está a completar instrumentos subtis destinados a examinar as condições no interior da célula em tempo real, sem interferir com os componentes internos da célula ou interferir com a atividade das suas partes internas. Os instrumentos que este grupo está a construir são filas de tubos ou fios muito finos que podem realizar várias tarefas, incluindo a identificação de milhares de proteínas que são segregadas pelas células.

A título de exemplo, um grupo de investigadores está a acompanhar a conclusão de fibras ópticas à escala nanométrica que serão capazes de identificar as moléculas que pretendem, bem como de um dispositivo que utiliza partículas de ouro para ativar ou desativar determinadas proteínas. As células realizam várias actividades na sua atividade natural: Entre elas, a transferência de informações e de sinais e dados entre si, a distribuição de alimentos e, finalmente, as acções metabólicas e vitais. Um grupo adoptou um novo método, denominado modelo de transmissão baseado na nuvem, que permite fabricar semicondutores de dimensão nanométrica com um diâmetro de apenas 8 nm. Cada um destes tubos potencialmente muito pequenos pode conter um anticorpo específico ou um ácido aoligo-nucleico, ou uma pequena porção da cadeia de ADN. Com a ajuda de cada chip, podem ser efectuados 1000 testes numa célula. Para ser bem sucedido, é necessário ultrapassar alguns constrangimentos, entre os quais a necessidade de as colocar num líquido que possa reconstruir artificialmente o ambiente natural das células, mas os iões presentes no líquido podem perturbar os sensores musculares. Outros grupos de investigadores estão também a tentar conceber instrumentos adequados à escala nanométrica para explorar o mundo das células. Um desses instrumentos, como já foi referido, é uma fibra ótica com uma espessura de ponta de 40 nm, colocada na ponta de um anticorpo que se pode ligar à molécula desejada no interior da célula. Vale a pena prestar atenção ao funcionamento desta fibra ótica.

Uma vez que o diâmetro da ponta desta fibra ótica é muito maior do que o comprimento de onda da luz utilizada para iluminar a célula, os fotões de luz não podem atingir a extremidade da fibra, em vez disso, são integrados perto da ponta da fibra, e um campo de luz que só pode estimular as moléculas que estão em contacto com a ponta da fibra.A ponta desta fibra ótica está ligada a um anticorpo e os investigadores ligam ao anticorpo uma molécula fluorescente, e depois a ponta da fibra é inserida numa célula. Desta forma, a luz emitida pela molécula de fluorescência é eliminada e o espaço intracelular é iluminado apenas pela luz gerada pelo campo na fibra ótica e, como resultado, os investigadores conseguem visualizar uma única molécula no interior da célula.

A grande vantagem deste método é que não provoca a morte da célula e permite aos cientistas ver a célula durante a sua atividade. A nanotecnologia também permite que os investigadores vejam acontecimentos muito raros ou moléculas de densidade muito baixa. Por exemplo, os cristais semicondutores metálicos emitem luz a uma frequência específica e esta luz pode ser utilizada para identificar um conjunto de moléculas biológicas e a etiqueta que as identifica. Um grupo de investigadores da Universidade de Michigan também conseguiu realizar um inquérito especial que podia seguir o movimento dos átomos de zinco nas células e ajudou os cientistas a identificar falhas biomarcáveis, de acordo com o British Journal of Science.

Os instrumentos à escala nanométrica podem também ser utilizados para administrar medicamentos mais eficazes nos locais pretendidos. Numa experiência recente, foi demonstrado que o ataque às células cancerígenas através da utilização de nanopartículas aumenta a eficácia em 100%.

Os investigadores esperam conseguir, num futuro próximo, controlar os assuntos internos de cada célula com recurso à nanotecnologia. Já foram dados passos nesta área e, como exemplo, os cientistas podem controlar a atividade das proteínas e das moléculas de ADN no interior da célula. Desta forma, a nanotecnologia permite aos investigadores completar da melhor forma possível o seu conhecimento das células, a parte mais importante do corpo. No final, podemos dizer que o novo conceito de nanotecnologia é tão difundido e desconhecido que pode afetar a ciência e a tecnologia de forma imprevisível [1-15].

Nanotecnologia em linguagem simples

No último meio século, assistimos à presença de cerca de cinco grandes tecnologias, que conduziram a enormes avanços económicos nos países investidores e a uma acentuada distância entre os países do mundo. Infelizmente, no nosso país, por falta de coragem científica e de tomada de decisão atempada, estas oportunidades foram dadas depois de anos dourados, o que, naturalmente, não nos traz lucro, como é o caso da tecnologia eletrónica e informática nas últimas duas décadas que hoje, apesar das suas capacidades académicas e dos seus equipamentos, não tem presença comercial nos mercados multibilionários. A nanotecnologia é a mais recente oportunidade para o nosso país tomar rapidamente a decisão de estar presente ou não.

A nanociência e tecnologia (nanociência e nanotecnologia) é a capacidade de controlar materiais em dimensões à escala nanométrica (molecular) e de explorar as propriedades e fenómenos desta dimensão em novos materiais, instrumentos e sistemas. Esta definição simples contém muitos significados. Por exemplo, a nanotecnologia, com a sua natureza meta-natural, incluirá no futuro todas as tecnologias actuais e, em vez de competir com as tecnologias existentes, tomará o seu caminho de crescimento e colocá-las-á como "uma carta de ciência".

Durante milhões de anos, na natureza, foram criadas estruturas complexas com uma elegância à escala nano (molecular) - como uma árvore ou um micróbio. A ciência humana está prestes a agarrar este domínio para criar estruturas únicas que também não se encontram na natureza. A nanotecnologia desenvolve aplicações que os seres humanos não conseguiram realizar e tem implicações para a sociedade que a humanidade não concebeu. Por exemplo:

* Produção de materiais muito leves e duradouros para utilizações tradicionais ou novas

* Falência de antigas indústrias, como a siderúrgica, com a entrada de novos materiais

* Redução da procura de combustíveis fósseis

Supercomputadores de grande potência, pequenos e de baixo consumo

Armas mais leves, mais pequenas, mais inteligentes, de longo alcance, mais baratas e mais invisíveis para o radar

Identificação imediata de todas as características genéticas, morais e doenças

Entrega precisa do medicamento nos locais desejados do corpo e prolongamento da vida Eliminação completa dos factores de risco da guerra química e microbiana

Eliminação completa dos poluentes urbanos e industriais mais pequenos

Superfícies e roupas sempre limpas e inteligentes

Produção em massa de materiais e instrumentos que antes não eram tão práticos e económicos.

E muitas outras coisas imprevisíveis!

O Dr. Drexler observou na conferência científica mundial sobre nanotecnologia: "No mundo da informação, as tecnologias de cópia digital são rápidas, baratas, completas,

sem custos ou complexidade de conteúdo. O que acontecerá se isto acontecer no mundo da matéria? O custo de produção de uma tonelada de chips de RAM é aproximadamente equivalente ao custo de produção da mesma quantidade de aço.
O Dr. Smalley, presidente da equipa de investigação da Universidade de Rice e que explora as Buckyballs, afirma: "A nanotecnologia irá inverter o processo de danos causados pela revolução industrial". Na introdução do artigo sobre nanotecnologia escrito por Peterson e Pergamit em 1993, afirma-se:
Suponha que é possível curar o cancro bebendo o medicamento dissolvido no seu sumo preferido. Considere um supercomputador tão grande quanto uma célula humana. Suponha que uma nave espacial para 4 pessoas em torno das órbitas da Terra tem um custo semelhante ao de um carro familiar.
O caso acima referido é apenas um número limitado de produtos esperados da nanotecnologia. Os seres humanos estão expostos a uma revolução social acelerada e poderosa que decorre da ciência da nanotecnologia. Num futuro próximo, um grupo de cientistas conseguirá construir o primeiro ferro de engomar à escala nanométrica capaz de se reproduzir. Nos próximos anos, com a produção de cinco biliões de triliões de nanorrobôs, desaparecerão quase todos os processos industriais e a força de trabalho atual. Os bens de consumo serão abundantes, baratos, elegantes e duradouros. A medicina dará um salto rápido e quântico. As viagens espaciais e a simulação serão seguras e acessíveis. Por estas e outras razões, os estilos de vida quotidiana no mundo mudarão fundamentalmente e o padrão comportamental dos seres humanos será ensombrado por este processo [15-28].

Três tecnologias de conquista

Por outro lado, pode dizer-se que os futuros conquistadores da ciência e da tecnologia se resumem a três grupos: tecnologias da informação, nanotecnologia e biotecnologia. A colocação de uma grande quantidade de informação num pequeno espaço de dimensões de convergência da nanociência e da informática. Por outro lado, na biotecnologia, ou por outras palavras, os biólogos estão a colocar uma grande quantidade de informação numa área muito pequena. Na mais pequena célula humana, existe toda a informação sobre um organismo vivo, como a cor do cabelo, o crescimento dos ossos e dos nervos. Mesmo numa parte muito pequena de uma célula chamada ADN, que contém cerca de cinquenta átomos, estão armazenadas todas estas informações. (Não só o nível ou, por outras palavras, o número de átomos, mas também a forma como estas células são colocadas no armazenamento da informação biológica). Talvez uma das razões para a convergência desta tecnologia e da tecnologia da informação seja os problemas comuns a estas três tecnologias [29-47].

Novos instrumentos para trabalhos delicados

Se perguntarmos aos cientistas de nível quais os principais avanços tecnológicos que levaram ao advento da nanotecnologia na linha da frente da investigação em ciências físicas, quase todos eles se encontram na história do Scanning Probe Microscope SPM: No SPM, um nanoscópio constante sonda a parte superior adjacente aos átomos. Esta distância pode ser tão pequena que os electrões dos átomos do feixe e a superfície interagem entre si. Estas interacções podem ser tão fortes que os átomos se afastam e vão para outro local.

Apesar de recém-chegado ao campo da análise instrumental, o microscópio de tunelamento de varrimento STM (Microscopy Scanning tunneling microscope STM) é um dispositivo para produzir imagens de átomos na superfície dos materiais, que desempenha um papel importante na compreensão da topografia e das propriedades eléctricas dos materiais e do comportamento dos componentes microelectrónicos.

Em contraste com um microscópio ótico, o STM indica as forças eléctricas com uma sonda fina até à nitidez de um átomo. Varre a sonda de superfície e transforma a distorção eléctrica resultante das camadas de electrões ou de electrões que rodeiam os átomos numa imagem utilizando um computador. Com base num efeito de mecânica quântica chamado "tunelamento", os electrões podem simplesmente passar do feixe para a superfície e vice-versa. A resolução das imagens é de cerca de 1 nm ou menos. O STM pode ser utilizado para mover átomos mononucleares individuais e para fornecer mapas gráficos dos níveis dos materiais). A Microscopia de Força Atómica (AFM) e outras técnicas derivadas destes dois casos principais em muitos laboratórios, devido à grande quantidade de informação disponível à escala nanométrica, são comuns e mesmo incontornáveis. Richard Feynman, durante uma palestra na

Sociedade de Física da Califórnia, em 1959, no Instituto de Tecnologia da Califórnia, onde mais tarde se tornou professor de física, apresentou ideias fundamentais sobre a redução da escrita, dos círculos e das máquinas: "O que vos quero dizer é o problema da manipulação e controlo de objectos em pequena escala. Não há dúvida de que a ponta de uma agulha tem espaço suficiente para caber toda a enciclopédia britânica". Feynman estabeleceu um prémio de 1.000 dólares para a primeira pessoa a atingir os objectivos especificados, minimizando os livros e os motores eléctricos para pensar em induzir os investigadores e enfatizando a sua crença na viabilidade física de tal milagre. "Não estou a criar antigravidade", afirmou, "na suposição de um dia se as leis (da física) não fossem o que pensávamos." Estou a falar de algo que seria prático se as regras do que pensamos fossem práticas. Porque ainda não tentámos fazê-lo de forma muito simples" [48-55].

Situação global

A nanotecnologia é designada por "renascimento tecnológico" e "fluxo fluido de investimento". Os produtos baseados nesta tecnologia darão um enorme salto no bem-estar e na qualidade de vida e nas capacidades de defesa e ambientais, resultando na deslocação das grandes economias. Atualmente, os sectores público e privado do mundo, incluindo o Japão, os Estados Unidos, a União Europeia, a China, a Índia, Taiwan, a Coreia do Sul, a Austrália, Israel e a Rússia, estão em competição renhida para alcançar a liderança global em pelo menos uma área desta tecnologia.Atualmente, cerca de 30 países no domínio das nanotecnologias têm um "programa nacional" ou estão a desenvolvê-lo. Nos últimos cinco anos, o orçamento de I&D aumentou 3,5 vezes o das nanotecnologias. O Japão e os Estados Unidos anunciaram a nanotecnologia como a principal prioridade tecnológica do país.

Mas em geral, e em resumo

O que é a nanotecnologia?

A nanotecnologia é o estudo de partículas à escala atómica para as controlar. O principal objetivo da maior parte da investigação em nanotecnologia é formar novos compostos ou introduzir alterações nos materiais existentes. A nanotecnologia é utilizada na eletrónica, na biologia, na genética, na aeronáutica e até nos estudos energéticos.

Porquê "Nano"?

O grego nano é pequeno, e uma quantidade que é usada para determinar a quantidade de 1 ou 9-10 biliões. Como um átomo tem cerca de 10 nanómetros, esta modificação é utilizada para o estudo geral das partículas atómicas e moleculares.

Qual é a diferença entre nanoelectrónica e nanotecnologia?

A nanociência é apenas "investigação, mas a nanotecnologia é a aplicação da investigação para resolver problemas e construir novos materiais.

De onde vem a nanotecnologia?

Pela primeira vez, Richard Feynman, o vencedor do Prémio Nobel, apresentou a física do potencial nano-pulmónico numa palestra que vazou, chamada "Behind the Many Rooms". Feynman insistiu para que os cientistas começassem a construir os materiais necessários para o trabalho à escala atómica. Esta questão permaneceu silenciosa até Eric Drexler (estudante graduado do MIT) ouvir o apelo de Feynman e criar um simulacro para estudar "dispositivos capazes de mover objectos moleculares e as suas localizações com precisão atómica", o que aconteceu em setembro de 1981, num artigo com o nome "Protein creates a way to produce molecular molecules". Drexler prosseguiu com um livro intitulado "Creation Engines" e continuou a desenvolver o conceito de nanotecnologia como um projeto científico. Os primeiros sinais deste conceito de nanotecnologia para deslocar objectos moleculares ocorreram em 1989, quando um cientista do Centro de Investigação Almandan da IBM deslocou monofásmononúcleos para a placa de níquel para reproduzir o nome IBM na superfície do níquel [12-22].

O que se pode esperar da nanotecnologia?

Esta nova tecnologia é capaz de ter um efeito importante nos países industrializados nas próximas décadas. Eis alguns dos exemplos práticos no domínio da nanotecnologia que se baseiam na investigação e na observação do sector privado.

Prevê-se que a escala nanométrica seja construída numa escala de alto desempenho com características únicas que não serão a resposta a este método químico tradicional. As nanotecnologias podem aumentar as vendas anuais da indústria de semicondutores em 300 mil milhões de dólares e as dos circuitos integrados em 900 milhões de dólares nos próximos 10 a 15 anos.

A nanotecnologia, os cuidados de saúde, a longevidade, a qualidade e a capacidade física dos seres humanos aumentarão.

Nos próximos 10 a 15 anos, cerca de metade dos medicamentos dependerão da nanotecnologia, o que gerará uma liquidez de 180 mil milhões de dólares.

Os catalisadores nanoestruturados são amplamente utilizados na indústria petroquímica, que deverá afetar 100 mil milhões de dólares por ano nos próximos 10 a 15 anos.

A nanotecnologia promoverá o desenvolvimento de produtos agrícolas para uma população maciça e proporcionará formas mais económicas de rega e dessalinização da água e optimizará as formas de utilização de fontes de energia renováveis, como a energia solar. Por exemplo, a utilização de um acumulador de corrente transitória com eléctrodos de nanotubos recentemente testados mostrou que este método esgota a água do mar 10 vezes menos do que o método de osmose inversa.

Espera-se que a nanotecnologia reduza a necessidade humana de materiais escassos e proporcione um ambiente mais saudável através da redução dos poluentes. Por exemplo, estudos mostram que, nos próximos 10 a 15 anos, a luminosidade resultante do avanço da nanotecnologia reduziria o consumo global de energia até 10%, poupando 100 mil milhões de dólares por ano, e reduziria a poluição atmosférica em 200 milhões de toneladas de carbono.

Nos últimos anos, o mercado melhorou milhares de milhões de dólares com base nas nanotecnologias. Por exemplo, nos Estados Unidos, a IBM concebeu uma série de sensores magnéticos para discos rígidos.

A Eastern Kodak e a 3Mp produziram tecnologia de película fina nanoestruturada. A Mobil produziu catalisadores nanoestruturados para produtos químicos e a Merck forneceu medicamentos com nanopartículas. Os materiais poliméricos japoneses reforçados com nanopartículas para automóveis e a Samsung Electronics na Coreia estão a trabalhar em superfícies de ecrã com nanotubos de carbono. O ser humano está no início do caminho e apenas alguns produtos comerciais utilizam nanoestruturas unidimensionais (nanopartículas, nanotubos, nanolâminas e super-borracha). As novas tecnologias e os métodos rentáveis de produção de nanoestruturas bidimensionais e tridimensionais são objeto de investigação futura.

A nanotecnologia, ou seja, a aplicação da tecnologia numa escala de um milionésimo de metro, colocou o mundo numa posição surpreendente para os cientistas que não se encontra na história da humanidade. Os rápidos avanços registados neste domínio trouxeram consigo uma mensagem importante:

O ser humano está prestes a adquirir a capacidade única de alterar o ambiente que o rodeia, e o mundo e a sociedade que surgirão num futuro próximo com a ajuda desta nova tecnologia terão diferenças fundamentais em relação ao mundo humano do Malawi no passado.

Aqueles que acreditam que a tecnologia, como o monstro de Frankenstein na história da fuga de Scarlet, ou como a caixa de Pandora nos antigos mitos gregos, é uma morte e destruição para a humanidade. Em contrapartida, um grupo de pessoas acredita que, graças às capacidades desta tecnologia, o mundo pode melhorar.

Atualmente, 450 empresas de investigação e negócios em todo o mundo e 270 universidades na Europa, nos Estados Unidos e no Japão, com um orçamento total de 4 mil milhões de dólares, desenvolvem investigação no domínio das nanotecnologias. Neste domínio, exibem átomos e partículas de comportamento invulgar e, uma vez que toda a natureza destas partículas é formada, saber como funcionam num determinado sentido é uma melhor compreensão de como o universo é moldado. Desta forma, os cientistas que exploram este domínio familiarizam-se com a mente e o espírito do criador e com o seu maravilhoso plano na criação do universo, mas como o conhecimento pode trazer inteligência, o mistério da existência pode proporcionar grande poder aos criadores destes segredos. A investigação no domínio das nanotecnologias começou no final da década de 1950 e, na década de 1990, surgiram os primeiros resultados significativos da investigação.

Inclusive, um grupo de investigadores da IBM conseguiu colocar 35 átomos de xénon numa placa de níquel e inserir um níquel na placa de níquel com a ajuda destes átomos individuais. Outros investigadores analisaram pequenas estruturas da natureza, como as teias de aranha e os fios de seda, para produzir materiais mais finos e mais resistentes. Entretanto, o fabrico de um novo tipo de molécula de carbono, conhecida como superfluorina de bacon ou carbono-60, facilitaria a investigação posterior. Com a ajuda desta molécula, cujas propriedades surpreendentes ainda estão a ser investigadas, os investigadores construíram tubos capilares nanométricos que podem ser utilizados para criar diferentes estruturas a um milionésimo de metro. As investigações efectuadas em Nano scalenanomaterial's em diferentes materiais indicaram novas propriedades. Por exemplo, as partículas de silício emitem luz nesta dimensão e as camadas de aço a esta escala têm mais resistência do que as placas maiores deste metal. Algumas empresas já começaram a explorar algumas das descobertas da nanotecnologia. Por exemplo, a empresa de cosméticos Ural utiliza materiais à escala nanométrica nos seus cosméticos para aumentar o seu impacto. O fabrico de díodos ópticos utilizando materiais à escala nanométrica pode poupar até 80% do custo da eletricidade. As bolas de ténis fabricadas com carbono 60 e lançadas no mercado são mais leves e mais fortes do que as bolas normais. Outras empresas produziram materiais de nano-tecido que podem ser restaurados ao seu modo original de engomar com um simples movimento, eliminando todas as rugas. Ao mesmo tempo, todo o pó que absorve estes tecidos é também sacudido. Com estes materiais são fabricadas tiras inteligentes para feridas, que informam os médicos assim que são detectados os primeiros sinais de uma infeção à escala molecular.

Do mesmo tipo de materiais, foram também produzidas lentes com capacidade de auto-limpeza. Lentes e óculos feitos de materiais nano-resistentes a riscos, e um grupo de investigadores chegou ao ponto de desenvolver revestimentos à escala nanométrica que cobrem as células que contêm vírus perigosos, como o vírus HIV, e impedem a sua saída. O aspeto mais importante do estado atual da nanotecnologia é o facto de os cientistas terem agora encontrado a capacidade de a utilizar ao mesmo nível atómico, e esta capacidade potencial pode abrir caminho a muitos desenvolvimentos subsequentes. Um grupo de investigadores proeminentes no domínio da nanotecnologia acredita que é possível explorar e investigar no seu interior sem danificar as células vitais. Os métodos actuais são muito rudimentares e primitivos para as células e os cientistas têm de as quebrar para compreender o que se passa no seu interior e, ao mesmo tempo, desaparecem muitas informações importantes sobre os fluidos no interior da célula ou sobre os organelos que a compõem.

Um grupo de investigadores, reunidos num grupo denominado "Biological Systems Alliance", está a concluir instrumentos subtis destinados a examinar as condições no interior da célula em tempo real, sem interferir com os componentes internos da célula ou com a atividade das suas partes internas. Os instrumentos que este grupo está a construir são filas de tubos ou fios muito finos que podem realizar várias tarefas, incluindo a identificação de milhares de proteínas que são segregadas pelas células. Outros grupos de investigadores, por sua vez, também se dedicam à produção de outros dispositivos e instrumentos para outros fins científicos.

A título de exemplo, um grupo de investigadores está a acompanhar a conclusão de fibras ópticas à escala nanométrica que serão capazes de identificar as moléculas que pretendem. O grupo dispõe igualmente de um dispositivo que utiliza partículas de ouro para ativar ou desativar determinadas proteínas. Para poder obter as informações adequadas das células durante a sua atividade real, os investigadores consideram que o procedimento de regulação dos testes deve ser substancialmente revisto. As células realizam diferentes actividades na sua atividade natural: Entre elas, a transferência de informações e de sinais e dados entre si, a distribuição de alimentos e, finalmente, as acções metabólicas e vitais. Um grupo adoptou um novo método, denominado modelo de transmissão em nuvem, que permite fabricar semicondutores de dimensão nanométrica com um diâmetro de apenas 8 nm. Cada um destes tubos potencialmente muito pequenos pode conter um anticorpo específico ou um ácido aoligo-nucleico, ou uma pequena porção da cadeia de ADN.

Com a ajuda de cada chip, podem ser efectuados 1000 testes a uma célula. Para obter um sucesso total, é necessário ultrapassar alguns constrangimentos, nomeadamente o facto de, para examinar as células, ser agora necessário colocá-las num líquido que reconstitui artificialmente o ambiente natural das células, mas o ião contido no líquido pode ser um mudo em Todismiss. Para resolver o problema, os investigadores colocam as células num líquido com menor densidade iónica. Outros grupos de investigadores estão também a tentar conceber instrumentos adequados à escala nanométrica para explorar o mundo das células. Um desses instrumentos, como referido, é uma fibra ótica com uma espessura de ponta de 40 nm, colocada na ponta de um anticorpo que se pode ligar à molécula desejada no interior da célula. Esta fibra ótica é fabricada a partir de fibras comuns, sendo frisada e revestida com fibra revestida a prata para evitar a fuga de luz. Vale a pena prestar atenção ao funcionamento desta fibra ótica.

Uma vez que o diâmetro da ponta desta fibra ótica é muito maior do que o comprimento de onda da luz utilizada para iluminar a célula, os fotões de luz não conseguem chegar à extremidade da fibra, sendo antes integrados perto da ponta da fibra, e um campo de luz que só pode estimular as moléculas que estão em contacto com a ponta da fibra. A ponta desta fibra ótica é ligada a um anticorpo e os investigadores ligam ao anticorpo uma molécula fluorescente, sendo depois a ponta da fibra inserida numa célula. Dentro de uma célula, uma amostra semelhante de fibra de fluorescência da ponta da fibra desta molécula, e está a ser substituída. Desta forma, a luz emitida pela molécula de fluorescência é eliminada, e o espaço intracelular é iluminado apenas pela luz gerada pelo campo na fibra ótica, e como resultado, os investigadores são capazes de ver uma única molécula dentro da célula Para fazer.

A grande vantagem deste método é que não provoca a morte da célula e permite aos cientistas ver a célula durante a sua atividade. A nanotecnologia também permite aos investigadores ver acontecimentos muito raros ou moléculas de densidade muito baixa. Por exemplo, os cristais semicondutores metálicos emitem luz a uma frequência específica, e esta luz pode ser utilizada para identificar um conjunto de moléculas biológicas e a etiqueta que as identifica. Segundo o British Journal of Science, um grupo de investigadores da Universidade de Michigan também conseguiu realizar uma sondagem especial que permitiu seguir o movimento dos átomos de zinco nas células e ajudou os cientistas a identificar falhas biomarcáveis.

Os instrumentos à escala nanométrica podem também ser utilizados para administrar medicamentos mais eficazes nos locais pretendidos. Numa experiência recente, foi demonstrado que o ataque às células cancerígenas através da utilização de nanopartículas aumenta a eficácia em 100%. Os investigadores esperam conseguir, num futuro próximo, controlar os assuntos internos de cada célula utilizando a nanotecnologia.

Já foram dados passos neste domínio e, a título de exemplo, os cientistas podem controlar a atividade das proteínas e das moléculas de ADN no interior da célula. Desta forma, a nanotecnologia permite que os investigadores completem o seu conhecimento das células, a parte mais importante do corpo, da melhor forma possível [1-7, 9-15, 38].

A nanotecnologia é real?

Está atualmente em curso uma discussão extremamente importante entre os investigadores da nanotecnologia. Esta discussão é designada por debate Drexler-Smalley e centra-se na montagem molecular. Eric Drexler fundou a nanotecnologia há vinte anos e é o presidente do conselho de administração do Instituto Forsyth. Richard Smalley foi laureado com o Prémio Nobel da Química e académico em nanotecnologia nos últimos 10 anos, tendo trabalhado em nanotubos de carbono. É interessante que um dos teóricos mais proeminentes da nossa era, que é a personalidade da inteligência artificial, Ray Kurzweil, tenha abordado cuidadosamente a polémica Drexler-Smalley. O artigo de Korswill descreve a outra técnica deste debate e demonstra cientificamente porque é importante proteger-se do ponto de vista de Drexler.

Na minha opinião, a polémica Drexler-Smalley tem uma importância que ultrapassa as especialidades dos seus interesses de investigação, tal como o debate de 20 anos no domínio da inteligência artificial, quando McCarthy e Minsky acreditavam que a inteligência artificial era possível e, por outro lado, outros, como Dreyfus e Searle, negavam a possibilidade da IA ou consideravam-na muito fraca.

Já escrevi sobre as disputas em torno da inteligência artificial noutro lugar. Vinte anos mais tarde, hoje, é evidente que a inteligência artificial é possível, embora não com a inteligência natural, mas em muitos aspectos, por exemplo, é também mais poderosa do que a inteligência natural para trabalhar com grandes quantidades de informação. Portanto, trata-se de facto de uma *inteligência artificial*, e não no sentido humilhante da palavra. Do mesmo modo, o diamante artificial de Nenothek pode ser uma nova criação, ainda melhor do que o original, quer seja bonito, durável ou em termos de outras propriedades [20-32].

Os países subdesenvolvidos devem refletir sobre este tema?

O que é importante nestas disputas é que se as pessoas aceitarem a ideia de que a recriação do mundo é impossível, o que os adversários da nanotecnologia estão a anunciar, podemos perder uma oportunidade histórica, uma oportunidade que pode vir de uma revolução informática. Pode perguntar-se que significado tem este debate para países não desenvolvidos como o Irão e por que razão os intelectuais iranianos devem preocupar-se com esta questão e incomodar-se com ela? Há muitos anos, era surpreendente a entrada no arsenal da inteligência artificial e da sociedade pós-industrial, quando até a comunidade industrial estava pouco desenvolvida no Irão. Mas, hoje em dia, todos reconhecem a importância dos computadores, da Internet e da economia global para o Irão, e a razão pela qual questões como a adesão à Organização Mundial do Comércio (OMC) são muito importantes para o Irão atual e futuro, e até mesmo muitos intelectuais iranianos estão agora envolvidos nestes esforços.

Do mesmo modo, a nanotecnologia pode ser a tecnologia mais importante, que gera células de combustível e põe fim à era do petróleo, afectando não só as economias dos países produtores de petróleo, como o Irão, mas também a produção industrial global, o que transformará a produção de energia e terá um efeito sério na pobreza e na riqueza em todas as partes do mundo. E não há qualquer razão para que os cientistas iranianos não participem no desenvolvimento da nanotecnologia, quando esta tecnologia afecta não só os países desenvolvidos, mas também a produtividade da produção global para além de uma grande escala de ordem de grandeza. A razão que mencionei acima é a razão pela qual, na minha opinião, é importante que os intelectuais no Irão prossigam a polémica Drexler-Smalley [15-24].

A nanotecnologia é mais fantástica do que a ciência?

Desde a publicação do primeiro artigo na década passada, pensou-se que a nanotecnologia era uma varinha mágica para conceber crianças a máquinas produtoras de oxigénio para a colonização de Marte. As emoções estavam à frente dos factos, mas o verdadeiro progresso começou com questões ultrapassadas. Há alguns anos,

investigadores das universidades da Califórnia, Rice e MIT, conseguiram construir nanopartículas que ajudaram os cientistas. Alguns dos professores destas universidades criaram empresas que criaram os instrumentos necessários para a investigação à escala nanométrica. Hoje em dia, procuram proteger o seu trabalho através de patentes, para fornecer a base para os seus processos. As aplicações científicas das nanopartículas são ainda reduzidas. Mas alguns dos produtos originais estão atualmente no mercado.
O trabalho mais científico consiste em alterar substâncias químicas ou planear compostos biológicos, como o ADN e as células cancerígenas. Alguns dos primeiros produtos comerciais melhoram produtos químicos ou métodos médicos actuais [40-49].

Conclusão

Basicamente, os cientistas descreveram o mundo em diferentes fórmulas nos últimos 300 anos, e se a genética é uma das ciências que tem sido capaz de controlar parte da realidade natural com conhecimento para a inovação, a nenotécnica pode criar um mundo inteiramente novo de uma forma inteligente, e pode criar um ambiente para instrumentos inteligentes que interagem eficazmente com o mundo físico, transformando a natureza numa riqueza de realidade para a raça humana, e ao mesmo tempo ajudar-nos a ir além das nossas limitações biológicas, e lidar eficazmente com questões como o cancro. Há muitas oportunidades para a humanidade neste domínio, mas deixar esta área do conhecimento pode prejudicar qualquer nação e o mundo inteiro e atrasar o desenvolvimento do mundo pós-industrial.
Em suma, as nanotecnologias estão ligadas ao efeito de instrumentos inteligentes na vida dos seres humanos e do mundo, e partilham o grande potencial da humanidade e do mundo.

Referência:

1. "Nanobiologia". Nanotech-Now.com.

2. Ng CK, Sivakumar K, Liu X, Madhaiyan M, Ji L, Yang L, et al. Influência dos citocromos do tipo c da membrana externa no tamanho das partículas e na atividade das nanopartículas extracelulares produzidas por Shewanella oneidensis. Biotecnologia e bioengenharia. 2013 110:1831-7.

3. Nolting B. Biophysical Nanotechnology. Methods in Modern Biophysics", Springer. 2005.

4. Thangavelu RM, Gunasekaran D, Jesse MI, SU MR, Sundarajan D, Krishnan K. Abordagem nanobiotecnológica utilizando nanopartículas de prata sintetizadas com hormonas de enraizamento de plantas como "nanobollets" para aplicações dinâmicas em horticultura - um estudo in vitro e ex vitro. Arabian Journal of Chemistry. 2016.

5. Venkatesan M, Jolad B. Tendências Emergentes em Robótica e Tecnologias de Comunicação (INTERACT). Conferência Internacional sobre; 2010, p. 258-64.

6. Gautam H, Sharma P. A Review on Nano Technology and its Emerging Trends (Uma revisão da nanotecnologia e das suas tendências emergentes).

7. Nussinov R, Alemán C. Nanobiology: from physics and engineering to biology. Phys Biol. 2006 3.

8. Zadegan RM, Norton ML. Nanotecnologia estrutural do ADN: da conceção às aplicações. Revista internacional de ciências moleculares. 2012 13:7149-62.

9. Nguyen PQ, Botyanszki Z, Tay PKR, Joshi NS. Materiais programáveis à base de biofilme a partir de nanofibras de curli modificadas. Comunicações da natureza. 2014 5.

10. Mashaghi S, Jadidi T, Koenderink G, Mashaghi A. Lipid nanotechnology. Revista internacional de ciências moleculares. 2013 14:4242-82.

11. Shanmugam C, Gunasekaran D, Duraisamy N, Nagappan R, Krishnan K. Atividade de nanopartículas de prata bioactivas revestidas com sais biliares contra fungos patogénicos destrutivos de plantas através de um sistema in vitro. RSC Advances. 2015 5:71174-82.

12. Salama H. Efeitos das nanopartículas de prata em algumas plantas cultivadas,

feijão comum (Phaseolus vulgaris L.) e milho (Zea mays L.). Int Res J Biotech. 2012 3:190-7.

13. Arora S, Sharma P, Kumar S, Nayan R, Khanna P, Zaidi M. Gold-nanoparticle induced enhancement in growth and seed yield of Brassica juncea. Regulação do crescimento das plantas. 2012 66:303-10.

14. Guston DH. Encyclopedia of nanoscience and society: Sage; 2010.

15. Byrne JD, Baugh JA. The significance of nanoparticles in particle-induced pulmonary fibrosis (O significado das nanopartículas na fibrose pulmonar induzida por partículas). McGill Journal of Medicine: MJM. 2008 11:43.

16. Elder A. Tiny inhaled particles take easy route from nose to brain. agosto de 2006.

17. Wu J, Liu W, Xue C, Zhou S, Lan F, Bi L, et al. Toxicidade e penetração de nanopartículas de TiO 2 em ratos sem pelo e na pele de suínos após exposição dérmica subcrónica. Toxicology letters. 2009 191:1-8.

18. Jonaitis TS, Card JW, Magnuson B. Concerns regarding nano-sized titanium dioxide dermal penetration and toxicity study (Preocupações relativas à penetração dérmica e ao estudo da toxicidade do dióxido de titânio de dimensão nanométrica). Toxicology letters. 2010 192:268-9.

19. Schneider A. Amid Nanotech's Dazzling Promise, Health Risks Grow. AOL News. 2010.

20. Weiss R. Effects of Nanotubes May Lead to Cancer. Diz o estudo. 2008.

21. Paull J, Lyons K. Nanotechnology: the next challenge for organics. Journal of Organic Systems. 2008 3:3-22.

22. Schinwald A, Murphy FA, Prina-Mello A, Poland CA, Byrne F, Movia D, et al. The threshold length for fiber-induced acute pleural inflammation: shedding light on the early events in asbestos-induced mesothelioma. Toxicological Sciences. 2012 128:461-70.

23. Stix G. Será a inflamação crónica a chave para desvendar os mistérios do cancro? Scientific American. 2008 9:1-5.

24. Altenstetter C. Medical device regulation and nanotechnologies: determining

the role of patient safety concerns in policymaking. Law & Policy. 2011 33:227-55.

25. Bowman DM, Hodge GA. Nanotechnology: Mapping the wild regulatory frontier. Futures. 2006 38:1060-73.

26. Davies C. Nanotechnology oversight: an agenda for the new administration (Supervisão da nanotecnologia: uma agenda para a nova administração). Projeto do Centro Internacional Woodrow Wilson para Académicos sobre Nanotecnologias Emergentes. 2008.

27. Rowe G, Horlick-Jones T, Walls J, Pidgeon N. Difficulties in evaluating public engagement initiatives: reflections on an evaluation of the UK GM Nation? public debate about transgenic crops. Public Understanding of Science. 2005 14:33152.

28. Faunce T, Murray K, Nasu H, Bowman D. Segurança dos protectores solares: o princípio da precaução, a administração australiana de produtos terapêuticos e as nanopartículas nos protectores solares. NanoEthics. 2008 2:231-40.

29. Goodman RP, Schaap IA, Tardin CF, Erben CM, Berry RM, Schmidt CF, et al. Montagem quiral rápida de blocos de construção de ADN rígido para nanofabricação molecular. Science. 2005 310:1661-5.

30. Mao C. A emergência da complexidade: Lessons from DNA. PLoS biology. 2004 2:e431.

31. Seeman NC. Nanotecnologia e a dupla hélice. Scientific American. 2004 290:64-75.

32. Pelesko JA. Self assembly: the science of things that put themselves together: CRC Press; 2007.

33. Seeman NC. Nanomateriais baseados em ADN. Revisão anual de bioquímica. 2010 79:65-87.

34. Long EC. Fundamentos dos ácidos nucleicos. Bioorganic Chemistry: Nucleic Acids, ed SM Hecht, Oxford University Press, New York. 1996:3-35.

35. Chworos A, Severcan I, Koyfman AY, Weinkam P, Oroudjev E, Hansma HG, et al. Building programmable jigsaw puzzles with RNA. Science. 2004 306:2068-72.

36. Guo P. The emerging field of RNA nanotechnology. Nature nanotechnology. 2010 5:833-42.

37. Zhang DY, Seelig G. Nanotecnologia dinâmica de ADN utilizando reacções de deslocamento de cadeias. Natureza Química. 2011 3:103-13.

38. Seeman NC. Uma visão geral da nanotecnologia do ADN estrutural. Molecular biotechnology. 2007 37:246.

39. Lu Y, Liu J. Functional DNA nanotechnology: emerging applications of DNAzymes and aptamers. Opinião atual em Biotecnologia. 2006 17:580-8.

40. Strong M. Protein nanomachines. PLoS biology. 2004 2:e73.

41. Yan H, Park SH, Finkelstein G, Reif JH, LaBean TH. DNA-templated selfassembly of protein arrays and highly conductive nanowires. science. 2003 301:18824.

42. Rothemund PW, Papadakis N, Winfree E. Algorithmic self-assembly of DNA Sierpinski triangles. PLoS biology. 2004 2:e424.

43. Winfree E, Liu F, Wenzler LA, Seeman NC. Conceção e auto-montagem de cristais de ADN bidimensionais. Nature. 1998 394:539.

44. Liu F, Sha R, Seeman NC. Modificando as características da superfície de cristais bidimensionais de DNA. Journal of the American Chemical Society. 1999 121:917-22.

45. Mao C, Sun W, Seeman NC. Designed two-dimensional DNA Holliday junction arrays visualized by atomic force microscopy. Journal of the American Chemical Society. 1999 121:5437-43.

46. Mathieu F, Liao S, Kopatsch J, Wang T, Mao C, Seeman NC. Feixes de seis hélices concebidos a partir de ADN. Nano letters. 2005 5:661-5.

47. Seeman NC. Structural DNA nanotechnology: growing along with Nano Letters. Nano letters. 2010 10:1971-8.

48. Eric DK. Engines of Creation. The Coming Era of Nanotechnology. Anchor Book. 1986.

49. Drexler KE. Nanosystems: molecular machinery, manufacturing, and computation: John Wiley & Sons, Inc.; 1992.

50. Saini R, Saini S, Sharma S. Nanotecnologia: a medicina do futuro. Jornal de cirurgia cutânea e estética. 2010 3:32.

51. Buzea C, Pacheco II, Robbie K. Nanomaterials and nanoparticles: Fontes e toxicidade. Biointerphases. 2007 2:MR17-MR71.

52. Binnig G, Rohrer H. Microscopia de túnel de varrimento. IBM Journal of research and development. 2000 44:279.

53. Kroto HW, Heath JR, O'Brien SC, Curl RF, Smalley RE. C60: Buckminsterfullerene. Nature. 1985 318:162-3.

54. Adams WW, Baughman RH. Richard E. Smalley (1943-2005). Science. 2005 310:1916-.

55. Dowling A, Clift R, Grobert N, Hutton D, Oliver R, O'Neill O, et al. Nanoscience and nanotechnologies: opportunities and uncertainties (Nanociência e nanotecnologias: oportunidades e incertezas). Royal Society e Royal Academy of Engineering, Londres. REINO UNIDO; 2004.

Autores:
-1- Meysam Ebrahimi
Departamento de Toxicologia
Faculdade de Farmácia
Islamic Azad University, Shahreza Branch, Shahreza, Irão
Correio eletrónico: Ebrahimifar67@gmail.com
-2- Nahid Kabiri
Mestrado em Fisiologia
Licenciado em Medicina Veterinária
Universidade Shahid Chamran de Ahvaz, Irão
-3- Omid Farahani
Departamento de Microbiologia
Universidade Islâmica Azad, secção de Varamin-Pishva, Irão

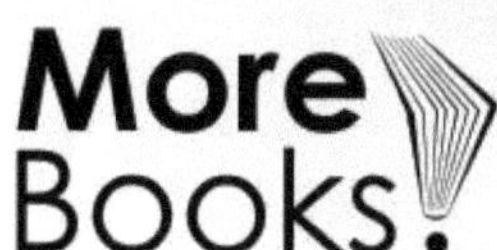

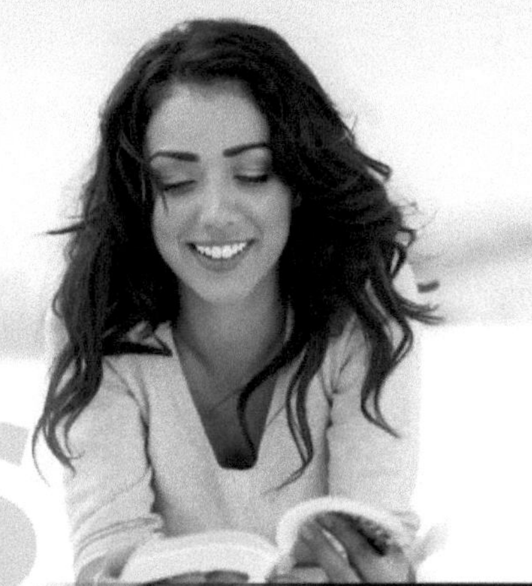

yes
I want morebooks!

Buy your books fast and straightforward online - at one of world's fastest growing online book stores! Environmentally sound due to Print-on-Demand technologies.

Buy your books online at
www.morebooks.shop

Compre os seus livros mais rápido e diretamente na internet, em uma das livrarias on-line com o maior crescimento no mundo! Produção que protege o meio ambiente através das tecnologias de impressão sob demanda.

Compre os seus livros on-line em
www.morebooks.shop

info@omniscriptum.com
www.omniscriptum.com

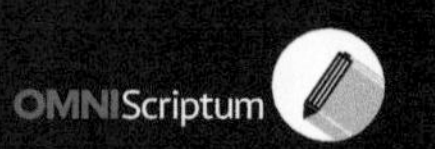

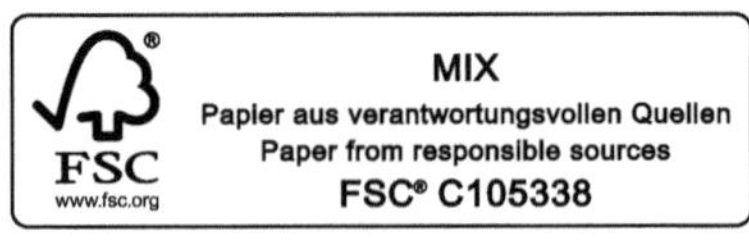

Printed by Books on Demand GmbH, Norderstedt / Germany